陕甘宁边区防疫卫生往事

1942

关明——著

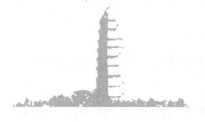

中国工人出版社

图书在版编目（CIP）数据

1942陕甘宁边区防疫卫生往事 / 关明著.
—北京：中国工人出版社，2023.8
ISBN 978-7-5008-8236-7

Ⅰ.①1… Ⅱ.①关… Ⅲ.①陕甘宁抗日根据地－防疫－
医学史 Ⅳ.①R18–092

中国国家版本馆CIP数据核字（2023）第139782号

1942陕甘宁边区防疫卫生往事

出 版 人	董　宽	
责任编辑	刘广涛	
责任校对	张　彦	
责任印制	黄　丽	
出版发行	中国工人出版社	
地　　址	北京市东城区鼓楼外大街45号　邮编：100120	
网　　址	http://www.wp-china.com	
电　　话	（010）62005043（总编室）　62005039（印制管理中心）	
	（010）62379038（社科文艺分社）	
发行热线	（010）82029051　62383056	
经　　销	各地书店	
印　　刷	北京市密东印刷有限公司	
开　　本	880毫米×1230毫米　1/32	
印　　张	9.5	
字　　数	200千字	
版　　次	2024年5月第1版　2024年5月第1次印刷	
定　　价	58.00元	

序章　乌云散

　　1942 年，陕甘宁边区正处在最为艰难的时刻。几团"乌云"正在边区的上空翻滚徘徊。

　　第一团"乌云"来自日本。这一年，全民族抗日战争进入相持阶段，日军在中国战场投入了 50 万人，计有 21 个师团、19 个独立旅团、2 个骑兵旅团，其中近半的兵力被用来对付八路军和新四军。1941 年，日军偷袭了珍珠港，在太平洋挑起战端，结果偷鸡不成蚀把米，被美国人追着打。日寇在中国战场也上演着最后的疯狂，作战中实行烧光、杀光、抢光的"三光"政策，企图一举消灭共产党的军队，却牢牢陷于游击战的泥潭，淹没在人民战争的汪洋大海之中。

　　第二团"乌云"来自国民党顽固派。偏安重庆的蒋介石虽在正面战场拥有比共产党更多的资源与力量，但总体战绩却乏善可陈。许多国民党军看到日本军队便"向后转，开步走"——不战而逃，望风而降。蒋介石外战外行、内战内行，打日本不行，对付共产党却不遗余力。1941年，国民党制造了震惊中外的皖南事变，相继发动三次反共高潮。先是停发了八路军的军饷，又调集重兵包围陕甘宁边区，企图将共产党困死在西北一隅。陕甘宁边区在重重包围中曾经到了几乎没有衣穿，没有油吃，没有纸，没有菜，战士没有鞋袜，工作人员在冬天没有被盖的极端困难局面。毛泽东后来说："国民党用停发经费和经济封锁来对待我们，企图把我们困死，我们的困难真是大极了。"

然而，上苍好像嫌共产党的磨难还不够，此时除了战云密布、硝烟四起，还有一团"乌云"向陕甘宁边区悄然飘来，那就是瘟疫——周边绥远等地已发现有鼠疫流行，正有向陕甘宁边区扩散之势。相邻的晋绥、晋察冀边区相继发现日军投放的携毒动物，这是发动细菌战的迹象。陕甘宁边区内部也有伤寒、斑疹伤寒、疟疾等传染病大肆流行，严重威胁着广大军民的生命健康。共产党在对付内外强敌的同时，还要腾出手来对付看不见的敌人——病菌，应对疫情。

艰难困苦，玉汝于成。没有任何困难可以吓倒中国共产党。面对疫情，边区军民团结一心，群策群力，打响了一场防疫的人民战争。在1942年和其后的几年中，陕甘宁边区全面推进防疫卫生工作，出台政策法令，制定制度措施，建设医疗机构，促进中西医合作，全面进行卫生防疫宣传，大力开展反巫神运动，积极实施防疫，竭力进行伤病救治，不仅挽救了无数军民的生命，还极大地改善了边区的卫生面貌，提高了卫生防疫水平。这在保卫边区的同时也保卫了人民的健康；在创下抗日战争奇迹的同时，也创下了防疫的辉煌战绩。最终，党依靠人民的力量，驱散了边区上空的瘟疫乌云，重现了晴朗的天空。陕甘宁边区用事实告诉中国、告诉世界，中国共产党不仅学会了政治、学会了军事，还学会了经济建设、学会了文化建设和卫生防疫，将来必能学会更多的东西，建设一个新中国。

历史越久远越清晰。陕甘宁边区的那场防疫战争已经过去了80多年，翻起那些发黄的报纸与档案，当年的情景历历在目、恍然如昨。更重要的是，当年的许多经验对于80多年后的今天，仍有着巨大的启示和教育意义。

目　录

第1章

高规格的"总委员会"

近来延安疫病流行，我们共产党在这里管事，就应当看得见，想办法加以解决。

——毛泽东《在延安大学开学典礼上的讲话》

1942 年 4 月 28 日，陕甘宁边区在大刀阔斧的"精兵简政"行动中，引人注目地成立了一个新的组织，还拨了 30 万元经费。

这个机构的规格不低，首先它的名称叫"总委员会"——具体名称我们将稍后介绍。要知道，当时同称为总委员会的，也只有不久后在整风运动中成立的中共中央"总学习委员会"。

这个总委员会的主任颇有来头——由边区政府民政厅厅长刘景范担任。他是刘志丹的弟弟，后来的中华人民共和国监察部副部长、民政部副部长。他夫人李建彤是著名作家，长篇小说《刘志丹》的作者。他女儿刘索拉是音乐家、作曲家，还是"先锋派"作家，20世纪80年代以一部中篇小说《你别无选择》享誉文坛。

为什么要"逆势"成立这个机构？还需要从当时边区的形势说起。

红军长征到达陕北后，陕甘宁边区于1937年成立，首府设在延安，辖陕西省延安、延川、延长、清涧、绥德、米脂、葭县（今佳县）、吴堡、安定（今子长）、安塞、靖边、定边、保安（今志丹）、甘泉、富县、淳化、旬邑，甘肃省宁县、正宁、庆阳、合水、镇原、环县，宁夏盐池、豫旺（今属同心）等25个县（区），面积12.9万余平方公里，人口150万人。陕甘宁边区是中国共产党又一次局部执政的试验田。全民族抗日战争时期，陕甘宁边区是中共中央领导全国人民抗战的中心，是八路军、新四军等敌后战场抗日武装的指挥中枢和总后方。

1942年是共产党领导的陕甘宁边区政府最困难的一年。

当时的国际国内形势是这样的：从国际上看，1941年年底，日本海军刚偷袭了珍珠港，随即又进攻东南亚，1942年年初开始对中国敌后抗日根据地进行"扫荡"，四面出击，穷凶极恶。从国内看，蒋介石"攘外必先安内"的心思又开始活动。同时，宣告对德国、意大利两国处于战争状态。之所以如此，原因无他，只因为美国人终于出手了——蒋介石觉得搭上美国这条大船，心里才有了底气。太平洋战争爆发一周后的国民党五届九中全会上，蒋介石致开幕词时称太平洋战争爆发"此诚我中国转危为安，转败为胜之重要时机"。

为克服极端严峻的困难，中国共产党付出了巨大牺牲，抗日根据地不断遭到"扫荡""蚕食"，抗日军民遭到围困、杀害。1942年3月6日，八路军129师政委、中央职工运动委员会副书记张浩在延安病逝。1942年5月25日，八路军副总参谋长左权在战斗中壮烈殉国。在南方国统区，党的地下组织遭到严重破坏。南委副书记张文彬被捕，廖承志也不幸落入敌手，南方党组织几乎完全瘫痪，堪称"政治上的皖南事变"。

为了应对国民党顽固派的反共磨擦，共产党被迫从前线陆续调回军队保卫边区，这样一来，边区的脱产人员大量增加。1937年，陕甘宁边区成立时，党政军脱产人员仅1.4万人；1941 年，边区的脱产人员（主要是军队）达到 7.3 万人。经济封锁使得边区的财政收入锐减，人员增多导致财政支出剧增，入不敷出使得陕甘宁边区的财政极度困难，一度造成边区人民负担加重。以公粮负担为例，从 1939 年的 5 万石剧增至 1941 年的 20 万石。1941 年 6 月 3 日，陕甘宁边区政府召开县长联席会议，讨论征粮问题。天正下着大雨，会议室突然遭到雷击，延川县代县长李彩云被雷电击死。事后，一个农民便说：老天爷不睁眼，咋不打死毛泽东？保卫部门要把这件事当作反革命事件来追查，被毛泽东制止了。这个农民的话引起了毛泽东的深思：一个农民为什么会说出这样的话来，它反映我们工作中到底存在什么问题？毛泽东后来谈到这件事时说："一九四一年边区要老百姓出二十万石公粮，还要运输公盐，负担很重，他们哇哇地叫。那年边区政府开会时打雷，垮塌一声把李县长打死了，有人就说，哎呀，雷公为什么没有把毛泽东打死呢？我调查了一番，其原因只有一个，就是征公粮太多，有些老百姓不高兴。那时确实征公粮太多。要不要反省一下研究研究政策呢？要！"

就是在这样的局势下，边区政府副主席李鼎铭先生提出了著名的"精兵简政"对策。1941 年 11 月，陕甘宁边区二届一次参议会期间，毛泽东把整个提案抄到了自己的本子上，重要的地方还用红笔圈了起来，并且加了一段批语："这个办法很好，恰恰是改造我们的机关主义、官僚主义、形式主义的对症药。"参议会结束后不久，1941年12月4日，中共中央发出了《为实行精兵简政给各县的指示信》，要求切实整顿党、政、军各级组织机构，精简机关、充实连队，加强基层、提高效能，节约人力物力。陕甘宁边区政府根据中共中央的指示，先后进行了三次精兵简政，裁撤机构百余处，缩减工作人员数千名。

在如此形势下，为什么边区还要增设这样一个总委员会？如果你知道了这个机构的全称，就知道它的重要性了——这个机构的全称是：陕甘宁边区防疫总委员会。

它的设立，是因为边区政府除了要面对日寇、汉奸这样看得见的敌人，此时还要对付一个虽然看不见，但是同样凶险的敌人——瘟疫。

瘟疫在中国传统医学中并不是一个精确的概念，而是各种恶性传染病的总称，如鼠疫、天花、流感、霍乱、疟疾等，都被称作瘟疫。如果再细分下去，瘟和疫还不是一回事，"瘟"是指水生鳞甲壳类的动物传染过来的，"疫"是指皮毛角类的动物传染过来的。另有一说，"瘟"主要指症状，患病者多有发热等温症；"疫"主要指症状的流行，所谓"疫，民皆疾也,病流行也"。"疾"字除了病痛的意思,还有迅速和猛烈的意思。中国历史上记载的瘟疫很多,《中国古代疫情流行年表》所辑录的疫情,在1840年以前就有826条记录,其中有不少疫情对中国古代政治经济和社会发展有过重要影响。

20世纪40年代,疫情是边区的常客。红军来到陕北之前,陕甘宁就暴发过多次大规模的鼠疫。1940年9月,陕甘宁边区政府发布的《本年度各种灾情统计表》提到:"延安县全境,及环县、淳耀、延川、延长、安定各县一部,均发生过瘟疫……瘟疫为脑脊髓膜炎、猩红热、天花、白喉等病。"

对边区来说,疫情几乎年年有,只是1942年特别多。

1941—1942年,边区出现了大面积的传染病流行。1941年春,延安疫病流行,当年3月18日,中央军委后方勤务部卫生部部长饶正锡写信给林伯渠、高自立,报称:"延安北区之红庄发生猩红热,该村10岁以下之小孩子因患此病而死者已有十数名,该村现有小孩发生此种传染病占50%,发病后而死亡者占20%。"定边县向边区政府报告:"各乡共计死亡377名,缺医少药,疫情尤为严重。"安塞县也发生严重疫情,据报告"缠绵不已之斑疹伤寒……仍在安塞广大地区继续流行。七区近日死人数名……该区白庙岔病魔最烈,全村10余户几乎无一家安宁……一区以患'流水病'者较多,病前多小便闭塞，病来极其突然，该区三乡仅两天内便死去三人"。靖边县也传来报告，"传染病甚为流行，名为副伤寒，乡村无病人者十无二三家，每家不病者十无二三人，死者亦颇不少，此地既少药材，更少医生，全县人民无不企望政府当局迅予救助"。

相邻的晋绥与晋察冀边区的情况更为严重。晋绥边区发生鼠疫，且有扩散流行之势。晋察冀边区的灵邱、涞源等几县亦有疫病流行。1942年3月11日，《晋察冀日报》的一篇通讯中写道："病人之多，病祸之延续与反复，死亡率之大，可以说是百余年来所未有的。"这两个边区与陕甘宁相邻，晋绥更是与延安隔黄河相望，倘若稍有闪失，疫情很可能波及延安。

明清以降，陕甘宁一带就是疫情高发区，从北洋政府再到中华民国，依然是居高不下。1936年，美国记者埃德加·斯诺去陕甘宁边区采访前，在自己身上"注射了所有可以用上的疫苗"。他在《红星照耀中国》一书中写道："从微生物的视角观察我的血液，就会发现里面有一支可怕的队伍：我的手臂和腿上注射了天花、伤寒、霍乱、斑疹伤寒和鼠疫病菌的疫苗，这五种疾病正在当时的中国西北地区流行。而且，最近还有令人恐慌的报道称，陕西省最近发现淋巴腺鼠疫正在扩散。这种疫病只在世界上少数几个地方流行，陕西便是其中之一。"斯诺这个美国人对中国的西北显然很是了解，他讲的全是实情。华北最近的一次鼠疫大暴发是在1917年至1918年，历时10个月，累计死亡14600人，疫后许多村庄十室九空，许多人家成了绝户，比起宣统年间的东三省鼠疫，其惨烈程度不相上下。

面对疫病流行，不论是清廷还是北洋政府，基本上都是束手无策，皆认定此疫"有防无治"，采取的措施就是"躺平"——阻断交通，隔离病患，掩埋尸体，等到病人都死完了，疫情自然也就过去了。

1942年的民国政府也没好到哪里去。1942年，蒋介石的日子不好过。眼前要对付日本人自不消说，尽管屡战屡败，但是不能不打。另外还要对付汪精卫的伪政权，当年在一口锅里搅勺子，如今投敌做了汉奸。此刻，由南京"维新政府"的梁鸿志一班汉奸拼凑的政权已经收场歇菜，由汪精卫、陈公博、周佛海等高级汉奸组成的班子粉墨登场，大唱"和运"高调。还有共产党，虽说此刻团结抗日，蒋介石仍然笃定其将来定是自己的心腹大患，不可不防。相比之下，防疫实在是小事，疫情再大，也比不过河南旱灾引发的大饥荒。

但是到了共产党这里，情况有了根本的不同。老百姓的事，蒋介石顾不上，共产党不能不重视。在共产党心里，老百姓就是天。毛泽东听了中共中央副秘书长、中央书记处办公厅主任李富春和中央卫生处处长傅连暲的报告后说："现在延安疫病流行，我们共产党在这里管事，就应当看得见，想办法加以解决。"

1942年4月28日，经边区政府政务会议定，成立陕甘宁边区防疫总委员会。民政厅厅长刘景范为主任，傅连暲、李志中、李治、饶正锡等为委员，边区政府拨经费30万元。总会设于延安中央医院，下设防疫统计股、宣传教育股、环境卫生股、总务股、医疗股五股。总委员会之下，设立分委员会四处，各自负责所划定区域的防疫工作；延安之外各县的防疫工作，由所在地军政医疗机关负责进行。延安市划分四个分区进行防疫，各分区防疫委员会在各机关学校人口较集中的地区设立支会，规定如遇有传染病发生时应随时报告，并确定市公安局各分驻所及各乡政府在各分区负责检查、督促、纠察的工作。

5月13日，总委员会就通过并颁布了《预防管理传染病条例》（以下简称《条例》）。《条例》将传染病分为两类：第一类是鼠疫、霍乱、天花，要求发现并确诊后，24小时内用电话上报；第二类是伤寒及副伤寒、赤痢、斑疹伤寒、回归热、猩红热等，要求按周报告，由边区防疫总委员会协同地方采取相应措施。现在的甲类传染病和乙类传染病的划分，大体上也是这样。

《条例》要求，凡边区内各医疗机关（医院、休养所、门诊部、医务所等）及医务人员，遇有上列传染病发生时，均应按照陕甘宁边区防疫委员会所规定之传染病报告表各项详为登记：

——对于第一类传染病患者或死亡者于诊断后，即时用最迅速方法（电报、电话、快信）报告边区防疫委员会、当地政府及当地防疫分会，并须说列患者症状。

——对于第二类传染病之患者或死亡者，均应按周报告上列各机关。

——凡村长、乡长、区长、县长、专员及其他行政人员在所辖区域或机关、学校内遇有上列传染病发生时，除应迅速报告边区防疫委员会及其分会外，并应依照本《规则》施行初步管理。

——边区防疫委员会及其分会，于接到第一类传染病报告时，即派医务人员确定诊断并调查病源，妥为处置。在此项工作中，各级行政负责人应尽量予以协助。

——凡遇第一类传染病发生，经防疫委员确定诊断后，得即时限制或断绝疫区交通，施行严密隔离病人，检疫接触者，并施行死亡报告及尸体检查，防疫机关并有权指定尸体处置方法及监督执行之责。

……

边区各单位接到通知之后，立即行动起来，安排人力物力，开展防疫工作，一张防疫网络很快铺设起来了。用井冈山时期毛泽东的诗词来说，就是"早已森严壁垒，更加众志成城"。

延安，严阵以待。

第 2 章

细菌战的阴影

比起欧亚的枪炮或钢铁武器，欧亚的病菌杀死了更多美洲土著和其他非欧亚人种。从欧洲人征服新大陆的史实来看，这些凶残的病菌取走了大多数印第安士兵和将领的性命，使他们的军力彻底瓦解，更让幸存者心有余悸。

——贾雷德·戴蒙德：《枪炮、病菌与钢铁》

延安之所以将这个防疫机构设定为如此高的规格——至少在名称上和承担党内整风重任的中央总学习委员会"平级"，除防疫本意之外，还有另一层考虑：应对日军可能发动的细菌战。

细菌作为一种武器由来已久。戴蒙德在《枪炮、病菌与钢铁》一书中提到："正是病菌而非枪炮帮助了欧洲人征服美洲。"这状况还是无意间造成的，如果人为操纵，后果会更为可怕。细菌武器的杀伤力之大超乎想象，一颗装炭疽菌的炸弹会造成数万人死亡；一场鼠疫的杀伤力不亚于原子弹，堪称大规模毁灭性武器之首，号称"人口收割机"。

说到鼠疫，这病并非国产，最早是从欧洲传来的，妥妥的"进口货"。最初它叫查士丁尼之疫，后又叫黑死病。传入中国之初，它并不为大众所知。中医根据腺鼠疫、肺鼠疫等不同的症状，称之为"疙瘩瘟""大头瘟""蛤蟆瘟"等。西医用的是洋文音译过来的名词，称为"百斯笃"或"百斯脱"，还有一个比较狠的翻译，译作"瞥死脱"，意即看一眼就会死掉，恐怖得紧。

最早发现日军细菌战动向的不是共产党，而是在绥远和日本人作战的国民党军官傅作义。1942 年年初，河套地区突然暴发了一场大鼠疫。此次鼠疫发展迅速，波及广泛，惨烈程度异于寻常。从疫情最早发现的 1 月 15 日起，到初步得到控制的 3 月 19 日，短短两月之余，疫区溢出河西，蔓延至整个绥西。这次疫情发生的原因与以往自然灾害不同，几乎所有证据都指向了日本侵略者。

1939 年年底，傅作义部进驻河套地区，之后发动了绥西、包头、五原三次战役，将日军逐出了河套地区。日本华北驻屯军气急败坏，发动报复战争，扬言要"严惩"傅作义。1941 年 12 月 27 日、1942 年 1 月 17 日，日军两次各出动汽车 200 余辆，向傅作义部骑七师进犯，所到之处烧杀抢掠、无恶不作。傅作义经过苦战，最终将敌军击退。日军不甘失败，在撤退前使了阴招——投毒。在日军撤退后，傅部即发现水井中、草滩上被投了毒。

这意味着中国军队不仅要和鬼子打，还要和耗子打。日本帝国主义军队在第二次世界大战期间多次使用过细菌战、毒气战。早在 1926 年，日本陆军中将、医学博士石井四郎就鼓吹细菌武器："日本没有充分的五金矿藏及制造其他武器的必需原料，所以日本务必寻求新式武器，而细菌武器便是其中之一种。"在占领中国东北后，臭名昭著的关东军 731 部队打着"防疫给水部队"的幌子，残忍地用俘虏和平民进行活体实验，研究致命细菌，杀害生命无数，写下了人类战争史上最无耻、最黑暗的一页。

因其惨无人道的血腥研究，日本军队在细菌战准备方面，特别是大批繁殖鼠疫跳蚤方面，"水平"达到了相当的高度。

据不完全统计，抗日战争期间，日军先后在中国境内投放鼠疫杆菌 11 次，造成许多地区鼠疫流行。1941 年 11 月，石井四郎还赤膊上阵，亲自带队参加对宁波和常德的细菌战，派遣飞机对常德投下大量携带鼠疫细菌的跳蚤。1942 年 8 月 30 日，日军在河南南阳再次空投大量含有鼠疫病菌的高粱和玉米。《中华医学杂志》1943 年 61 卷第 3 期发表关于日军细菌战的报告，记录了日军企图在浙江宁波、绍兴、金华，湖南常德，绥远，宁夏和山西制造鼠疫的情况，介绍了日军散播病菌的方法。无数事实表明，日军企图以细菌战征服中国，这哪里是什么军人，活脱脱一副瘟神形象、灾星嘴脸。

日本战败后，细菌战的始作俑者、"疫魔"石井四郎却逃过了战争国际法庭的审判。他用自己掌握的 731 部队在中国人身上研究获得的细菌资料，私下同美国进行了交易，用无数中国人的生命，换得了自己的人头。"二战"以后，美国化学战局德特里克基地先后派出四批生物专家奔赴日本，对日本东京陆军军医学校、日本参谋本部、陆军省医务局以及 731 部队的细菌战相关人员进行调查，询问了陆军省医务局局长神林浩、海军中将保利信明、陆军大臣下村定、参谋本部参谋长梅津美治郎等人，以及石井四郎和他的 25 名亲信，形成了四份调查报告，即《桑德斯报告》《汤普森报告》《费尔报告》和《希尔报告》。《桑德斯报告》中说：这些日本官员的回答"不仅闪烁其词还厚颜无耻"，"假如石井四郎已经成功研制出一个有效的细菌武器，很有可能将毫无顾忌地使用它"。《汤普森报告》称："在整个讯问过程中，可明显看出日本人极力贬低其细菌战研发成果，特别是在进攻性武器研发方面。"《费尔报告》则别有用心地提出："一旦我们把日本人的人体试验资料与我们自己及盟友的动物实验资料结合在一起使用，将会十分珍贵。"费尔还致电远东司令部："同意接受远东司令部的建议，即此次调查获取的全部资料均保留在情报系统，不得用于'战争罪行'审判。"《希尔报告》记录："美国仅付出25万日元，就获得了日本人花费数百万美元得到的成果。"

言归正传，话题回到绥远。发现鼠疫后，绥远与重庆函电交驰。傅作义给蒋介石等及内政部、卫生署电，作了报告，但蒋介石对此并不关心。

绥远的这些情况蒋介石未必看到，但共产党却是真真切切地知道了。晋绥边区、晋察冀边区在获得战报的时候，也在第一时间得到了疫情消息，并迅速向延安作了报告。

晋绥边区位于山西省北部和绥远南部，包括管涔山、洪涛山、云中山、吕梁山和绥南的大青山等地。晋察冀边区地处同蒲路以东，正太、石德路以北，张家口、承德以南，渤海湾以西，包括山西、河北、察哈尔、热河、辽宁五省各一部分。这些根据地之所以叫边区，显然是偏远之地，自然环境恶劣，经济社会文化落后，医疗卫生条件差，各种疫病常年流行。1942年，张闻天在晋绥边区调查时，提到这里的自然情况："气候干燥，冷热不调，带大陆性。春夏间常少雨水，易成旱灾，而秋天则往往雨水过多，造成水灾雹灾。每年三月即刮起巨风，卷来大量沙土，盖在方才耕种过的土地上，损害种子的生长……天灾是这里人民最害怕的东西。"

更可怕的，还有兵祸。不亚于兵祸的，还有疫情。更何况是兵祸加上疫情，边区面临的艰难局势可想而知。

全民族抗战爆发以来，日军在华北各地发动多次"扫荡"，什么铁桶式、拉网式、蚕食式、铁壁合围式，所到之处烧光、杀光、抢光，凶恶手段无所不用其极，残暴程度世所罕见。但是几年下来，敌后抗日根据地却是越打越大，"土八路"越打越多。敌寇更加气急败坏，人不行，就让跳蚤、老鼠上场，日军向敌后抗日根据地大量散布病菌，发动丧心病狂的细菌战。

有资料显示，抗日战争期间，日本在晋察冀边区施放的大量病菌中，"已被发现的有霍乱、伤寒、赤痢、鼠疫、鼠伤寒、传染性黄疸等。毒质一般施用直接的方法散布，如以飞机、炮弹投掷。霍乱、伤寒病菌是在'扫荡'中或派间谍投掷病菌于井水内；赤痢病菌多投掷于房内或井内；鼠疫、鼠伤寒病菌是施放注射过病菌的鼠于村落内；传染性黄疸病菌，是将深藏病菌的鼠投于村落内或投掷于井内。"冀中"扫荡"战中，日军到定县南部到处施放带有病菌的老鼠，仅油味村附近就丢了72只，造成当地鼠疫流行，油味村村民几天即死亡70人。1942年，日军对正定、无极、深泽等地区"扫荡"作战后，亦到处释放疫鼠和带有病原菌的跳蚤，形成鼠疫。"该鼠均不畏猫，行走至为迟缓，病态甚重，死后身有红色斑点。"——这种"壮起鼠胆，让猫吃掉"的异常景象，正是鼠疫传播的特征之一。住田家村自日军走后十来天，全村118人中，就有48人患传染病，凡病者皆头痛，全身发冷发热，六七天之后便死亡，共死了35人。1942年，在山西省五台县麻子岗村，日军散布病菌，结果使60余名居民患传染病，其中30余人死亡。日军在五台县苏子坡亦散布疫菌，居民12人患病，死亡3人。据统计，1938年至1945年，日军在晋察冀地区施行细菌战70余次，仅《晋察冀日报》揭露日军制造疫情的典型事例就有十多种。日寇投放细菌造成瘟疫大范围流行，夺去了许多人的生命。

另外，日军还派遣大批汉奸混入八路军驻地进行破坏。八路军前线各部曾经数次发觉汉奸在水井中、粮食中暗放毒药。1942年，日军派特务混到冀中十分区部队施放病菌，致使分区司令部警卫连90%以上的人发生回归热，连派去治疗的两个医生也受到了传染。据抓获汉奸供述："受训数月，后由敌军派遣打入我八路军部队，到各根据地内进行毒杀工作。"这不仅是细菌战，而且有了谍战的魅影了。

在兵连祸结的情况下，1941年至1942年，晋绥边区疫情严重。1941年春季主要流行伤寒，1942年春季主要流行鼠疫。1941年6月，晋绥边区《抗战日报》报道了边区疫情："兴县寨上村伤寒流行，死亡人数占全村人口的11.9%，死亡率最高的双会村，死亡人数占全村人口的64.8%。该年6月，保德境内瘟疫流行，死亡人数200余人。"1942年2月，《抗战日报》报道，临县、方山、交城、文水一带"因为伤寒病而死亡的数目确实惊人"。同年3月，河曲县鼠疫流行，"有的人家几天内全家丧命"。4月16日，八路军120师政治部《战斗报》记者、编辑高鲁在日记中记载了此次鼠疫："据说河曲保德一带又开始有鼠疫了，相当可怕。"

晋察冀边区的情况与此类似。1942年5月，在代县二区几个村庄发现一种"春瘟"，初患时症状为发热头昏，随着病情的发展，症状表现为眼红、便赤、喉痛，三四日后开始从脸部向全身蔓延出现红疹点，形如米粒和红色的破布块状，故百姓给其起名为"红疹、红布"。患此病的几乎占全村人口的 50%。另外，在易县、徐水等地相继发生"春瘟"，易县一区 19 个村中，患时疫者即达 828 人。据不完全统计，病发区瘟疫死亡人数严重时占到总人口的 15% 左右，平均家家有病人，户户有病故的人，一些村庄甚至出现了绝户人家。农村因病损失大批劳动力，造成大量土地荒芜。例如，河北灵寿县三区瘟病流行，据统计，郝家河、西柏山、东湖社、上下庄、南燕川、北燕川、东柏山 7 个村子，土地撂荒率占 70% 以上，其中最严重的南燕川村土地荒芜 2640 亩，荒芜率达90.82%。1942 年，晋察冀边区在总结中提到，自 1940 年以来，在部队中居民中疟疾患者的死亡率相当高，一些战斗人员没有牺牲在战场上，却倒在病魔脚下。

这般疫情如不及时防控，任其发展，受害的是边区百姓的生命财产，受损的是八路军的战斗力，还有共产党的威信和边区政府的形象。在国民党当局那里，老百姓命如草芥，但在共产党这里，老百姓的事就是天大的事——共产党就是干这个的。晋绥边区行政公署接到报告，马上研究部署，迅速组织军队、政府、群众等多方力量，紧急采取了一系列防控措施，展开全民防疫。这些措施包括但不限于：

——及时上报公布疫情，消减群众恐惧心理。1942 年

3月，晋绥边区政府发布公告强调："出水病、伤寒、猩红热、斑疹、流行性脊髓膜炎、赤痢、白喉、天花和最厉害的鼠疫（黑死病）是中国最易流行的急性传染病。如果这其中之一种在某地发生成灾，则某地的老百姓或当地的村主任即应在24小时内报告当地上级政权机关与附近卫生机关加以紧急处理。"在此基础上，边区军政部门积极进行疫情信息搜集与调查，披露和发布疫情信息。1942年4月，《抗战日报》披露了河曲县鼠疫的暴发和传染经过，并准确报道了病患的接触史和行踪："这次巡镇附近的鼠疫，是从河西府谷传来的。河东有一个乞丐过河埋死人赚白洋十元，以后回到河曲巡镇下团堡赶庙会……前后共传染了六家，死亡二十多个人。"这些信息的披露，及时公布了疫情实况，既消除了群众盲目恐惧的心理，也避免了谣言和混乱。

——广泛宣传防疫知识，提高群众的防病能力。在治疗手段不足的情况下，预防就是最好的治疗。晋绥军区卫生部根据中央军委总卫生部颁布的《暂行卫生法规》《部队卫生管理细则》，制定并发布了《卫生防疫工作细则》，要求部队、机关、团体严格执行卫生防疫制度措施。同时，边区军政部门大力广泛宣传防疫知识。1942年1月20日，《抗战日报》开辟"卫生"栏目，并连续刊登系列文章，介绍各种传染病的历史、发病症状及防治方法。1942年2月,《抗战日报》发文告诉群众,预防鼠疫可以"将纱布做的口罩掩住口鼻或者打鼠疫预防针";3月又发文指出,"普施疫苗注射是推进公共卫生的重要措施"。此外,军区与地方成立军民卫生委员会,刊印发放卫生小册子《什么是瘟病》和《预防可怕的肺炎》等,宣传卫生防疫知识。

——全力救治病患,保护群众生命健康。晋绥边区政府调集医务人员、准备药品,及时为疫病患者诊治,所需医药费由公开支。晋绥军区专门派医生、看护及准备大批药品前往疫区抢救病患,要求军区各野战医院尽可能收治一切传染病患者及疑似患者。这些免费治疗的举措,使疫病患者不会因费用问题而影响就医。边区政府报告称:"兴县寨上、杨家坡等地之义务治疗,成绩甚著。"

——疫区实施封村隔离,防止疫情扩散。疫情期间,晋绥边区政府要求疫病流行的村庄,家家户户都暂停来往,实施交通阻断、隔离封村。传统的庙会、集会等亦被禁止。"村与村之间要断绝交通,禁止往来,甚至村内也应该严格地禁止相互往来。"边区政府卫生部门还特别强调消毒与护理,在消毒方面,建议群众根据需要采取水煮、日晒、用石灰掩埋等方法消杀病菌;在护理方面,要求群众佩戴口罩、测量体温，保持清洁和安静的环境，注意营养饮食等。通过隔离、护理和休养，使病人保持心情愉快，从而逐渐提高免疫力，实现自我恢复。

——做好隔离群众服务，解决生产生活困难。为使患者安心地隔离治疗，晋绥边区政府要求各地组织变工组，帮助耕种被隔离病患家的土地。离石县（今离石区）吉家塔几家患病者被隔离后，他们的土地都是由变工组帮助按时耕耘下种的，没有耽误农时。

所有这些措施，放到今天来看，都堪称科学精准，毫不落后。

各路情报汇总到延安，陕甘宁边区政府高度重视，紧急行动起来，围绕防控鼠疫迅速开展了一系列防控工作：

——及时开展防鼠疫宣传。1942年3月22日，《解放日报》刊出中国医科大学教育长、防疫专家曲正的署名文章，题为《防止鼠疫》：

> 目前在报端看到敌人在我根据地散放鼠疫的消息，以及听到鼠疫在蒙古、绥远流行的传说，这是值得我们十二万分注意的事。1928年秋天的时候，陕北曾有过鼠疫大流行，数周内死亡将近五千人之众，其

蔓延之迅速，令人惊心束手。

现在我们所处的环境，东边有敌人在散放鼠疫，西边和北边蒙古、绥远正在流行鼠疫，而且自己境内是曾经鼠疫流行过的地方，并且居民的文化水平太低，生活仍较贫困，居住在窑洞，易藏老鼠，身上衣着是蚤虱繁殖的世界。风俗习惯又不信科学的预防、治疗，多迷于菩萨，听天由命。

父母、亲戚、子女、邻居，有病的时候，多喜往来探问，侍奉毫不预防隔离，所以鼠疫由蒙古、绥远侵入边区，不是没有可能的。一旦侵入，其危险真是不堪设想……召集富有公共卫生知识和了解防疫的人员，迅速组织防疫机关，在重要的驿道设立检疫站，检查管制与将来"患区"的交通。并且号召人民扑灭老鼠和跳蚤，除净老鼠易于存在的穴洞，备藏食物谷粒，断绝老鼠的食粮，同时采取养猫、毒害、捕鼠器等方法，经常检查死鼠。……总之，最重要的是给群众以防疫教育，利用地方行政组织的力量，与卫生防疫部门配合，以法令和教育方式实行各种办法。

同时，陕甘宁边区防疫总委员会采取了和晋绥边区一样，甚至更严格的防控政策：命令毗邻疫区的县政府、专署，及时报告当地疫情，密切关注疫情发展状况，及时布控，下好"先手棋"；会同防空司令部拟定严防敌机撒放鼠疫杆菌的办法，严防鼠疫病菌"从天而降"，引发"飞来横祸"；下拨捕鼠奖金，鼓励群众捕鼠，清理环境卫生，消灭鼠疫存在的载体；在财政极度紧张的条件下，克服困难，设法购置鼠疫血清及疫苗备用。

……

我们常说机会留给有准备的人，在有些时候，我们发现困难也会躲着有准备的人。一系列严防死守的措施，结果令人欣慰，这场鼠疫在晋绥和晋察冀被就地扑灭，最终没有传入延安。

这个结果，除边区军民全力防控之外，也拜蒋介石的封锁之"功"。陕甘宁边区本已处于国民党顽固派的重重封锁之中，此时反在客观上加强了防疫隔离之效。西安方向，胡宗南重兵围困封锁延安，声称要让一只苍蝇都飞不进去、一只老鼠都钻不进去。不得不说，他确实做到了，至少鼠疫中的老鼠，没有一只进入延安。

然而，大批的革命青年从四面八方投奔延安，他们却一个也没有拦住。共产党以这批青年才俊为骨干，建起了一所高规格的中央医院，在之后的防疫中发挥了重要作用。

第3章

山沟里的"中央医院"

> 叫"干部医院",那老百姓有病看不看呢?我看还是叫"中央医院"好,面向延安和边区的党政军民,为群众服务。
>
> ——毛泽东为延安中央医院题名

当年的瘟疫是指一系列传染病的合称。1942年的延安,虽然鼠疫没有来,但是其他传染病也没有走。伤寒、疟疾、结核、痢疾,以及其他种种地方流行病还在威胁着边区军民的健康。

据调查发现,在延安最常见、流行最快的疫病是感冒、痢疾和伤寒。由于边区落后的医疗卫生条件，一旦发生如霍乱、鼠疫、天花等烈性传染疾病，其传播速度快得可怕，死亡率极高。1941 年 1 月至 4 月，在志丹、富县、甘泉三县发生了严重的流行性传染病，仅甘泉县的一、二、三区就有876 名群众传染疫病。其中，186 名患者医治无效死亡，死亡率高达 21.2%。1942 年，疫病流行有增无减。且看 1942 年7 月 11 日《解放日报》的报道：

安塞夏疫流行

缠绵不已之斑疹伤寒，"流水病"等夏疫，仍在安塞广大地区继续流行，七区近日死人数名，区府特派员李文才同志亦于前数日患斑疹伤寒病死。该区白庙岔病魔最烈，全村 10 余户几乎无一家安宁。五区已较好，四区仍继续流行，日来死去四乡组织干事苗得胜同志及群众数人。一区以患"流水病"者较多，病前多小便闭塞，病来极其突然，该区三乡仅两天内便死去三人。现在四区已发现此种"流水病"。

据安塞医界人士称，安塞每年春夏两季多有数种传染病流行，其基本原因系由此地农民食料中缺乏青菜所致，要想根绝染病菌，除普遍打防疫针外，唯有提倡多食青菜。

在今天看来，当年对病症、病因的总结未必准确，但在当时的条件下，无疑确实体现了党和政府对老百姓生命健康负责的态度。刘景范在边区卫生工作总结中说："此时鼠疫传入边区之威胁已去，因根据去年伤寒、赤痢之流行经验，当即将本会预防鼠疫的中心任务改为预防肠胃流行病。于是于六月中旬，颁布预防伤寒、赤痢的指示信，分令延安党政军各机关民众切实遵照执行。"

陕甘宁边区防疫总委员会成立之后，办公地就设在延安中央医院。这里成为防疫的主阵地。

延安的这家中央医院条件十分简陋，它在中国的西北角，甚至不在延安的中央，而是在城北门外的延河西岸，一个叫李家坬的地方。这个坬字是土堆、山坡的意思，很难认也很难写，所以也有人叫这里李家洼或李家湾。中央医院是在山坡上掏出的几排窑洞，高低错落，共有八排，晚上掌灯的时候，从远处望去显得层层叠叠，颇有些巍峨壮观的样子。

延安是座古老的城市，有1300年的历史，其名有延顺安稳之意。此地山川形胜、气象恢宏，在史书记载中是个"五城、三山、二水绕城垣"的风水宝地。凤凰山、清凉山、嘉岭山（宝塔山）之间有延河、西川河注入，形成二水分三山之势。嘉岭山上有一宝塔，亦称宝塔山，如今已经成为革命圣地的象征。北宋范仲淹在这里做过官，任延州知州的时候写下著名的《渔家傲》，有"千嶂里，长烟落日孤城闭"之句，与后来的《岳阳楼记》齐名。

中央红军在经过二万五千里长征到达陕北后，中央、军委等机关相继进驻延安。抗日军政大学设在大东门内，出东门就是延河，河对面是清凉山，在山上有解放日报社；出北门向西北大约4公里是王家坪，八路军总部设在这里；再往上1公里是杨家岭，为党中央所在地；出东门向东北是桥儿沟、柳树店，分别驻有鲁迅艺术学院、中国医科大学；南门外是边区政府所在地；北门外一个叫兰家坪的地方，驻着马列学院，也是中央卫生处所在地；再往北走便是李家圪村，中央医院就建在这里。

延安中央医院是中央卫生处处长傅连暲一手建起来的。1937年1月，党中央从保安迁往延安。军委把长征路上的卫生队改称西北办事处机关卫生所，负责中央领导的医疗保健工作。同年7月，党中央决定让傅连暲在延安东门外宝塔山组建中央苏维埃医院。红军改编为八路军后，中央苏维埃医院改名为陕甘宁边区医院。1938年10月，延安不断遭到日本飞机的狂轰滥炸，许多机关、学校撤出延安，边区医院也搬到了安塞。一时间，延安的医疗机构出现空缺。傅连暲觉得长期这样不是个办法，就找到分管卫生工作的中央副秘书长、办公厅主任李富春说，边区医院转移到安塞之后，延安这里再没有个正规的医疗单位，干部群众生了病，只能靠医生骑着马四处出诊。手下仅有一名医生、一名护士、一名司药，既要巡诊，又要门诊，还有三间病房收容急症病人，实在人手不够。他建议还是需要建立一所正规化的医院。李富春听了，认为他的意见很有道理，马上就去向毛主席汇报。毛主席很快同意了李富春的报告。1939年3月，党中央拨款5000元筹建医院，委托从重庆来的医生何穆为院长。傅连暲又从中央门诊部抽调共产党员、护士郁彬协助何穆筹办医院。建院过程中，何穆一度受不了延安的生活，又回了重庆（不久又重返延安），傅连暲还亲自出马，当了一段时间的院长。

傅连暲是福建长汀人，出生在一个信奉基督教的家庭，幼时在基督教教会崇正小学半工半读，后毕业于汀州基督教会中西中学，又进入汀州基督教会"亚盛顿医馆"医科学习5年，毕业后受聘在长汀福音医院行医。他为人正直、医术高超，很受病人和同事的称赞。

1925年五卅运动爆发后，英国人院长、医生在反帝浪潮中离开医院，傅连暲被推举为院长。1927年8月，周恩来、朱德率南昌起义部队南下，途经长汀，傅连暲悉心医治起义队伍的伤病员。徐特立、陈赓都曾经被他治疗。新中国成立后，陈赓回忆说："他是我所遇到的第一个同情我们的医生，承他尽心照拂，使我直到现在都很感激。"

1929年3月，毛泽东、朱德、陈毅率部进驻长汀，傅连暲为毛泽东、朱德等红军将士检查身体、治疗疾病。1932年1月，他为红军创办"中国工农红军中央看护学校"，同年秋，干脆将福音医院改名为中央红色医院。1933年，傅连暲更是把整个医院迁往瑞金，全部捐献给中华苏维埃政府。他雇用170人，花了14天，把全部家当从长汀一直挑到瑞金叶坪，建立了中国共产党历史上第一家正规的医院。医院的桌椅、板凳、病床、病房用具，以及药品器械、诊疗仪器、药架、书架等，甚至玻璃门窗全是从长汀州搬来的。

1934年10月，中央红军开始万里长征，傅连暲一路随行。长征路上，除敌人的围追堵截、枪林弹雨之外，各种疾病如腹泻、贫血、夜盲症、结核病、疟疾、伤寒、痢疾、回归热，还有伤病员伤口的感染等，都时刻威胁着战士们的生命。傅连暲千方百计地为红军战士和沿途群众解除病痛，被誉为"红色华佗"。到达陕北后，1938年9月7日，傅连暲加入中国共产党，在他的入党志愿书证明人一栏里，写着"毛泽东、陈云"。

建医院首先是选址，傅连暲选来选去，最后把院址选在了兰家坪西北方向的李家圪村，这是一个鲜为人知的小村庄，离王家岭、杨家坪不远，既利于隐蔽，又便于休养。地址选定后便开工建设，所谓建设，就是挖土窑，选一处山坡掏一个洞，洞口装上门窗，一座窑洞就建成了。在窑洞门前平整一片土地，就是一处可以活动的小院。摆上石头当小凳，一块大的平整的石板就是桌子，完全是纯天然、原生态、最环保、无公害的绿色宜居之家。到1939年9月，医院已经挖好两排三四十口窑洞，可以收治病人了。医院初设50张病床，分内科、外科和妇产科三个科室，后来窑洞扩大到了4层，下面一层是工作人员的住地，上面分别是外科、妇产科、内科，各占一层。为了防控疫情，加强传染病的治疗，医院还专门成立了传染病科，有40余张病床，可治病种有伤寒、斑疹伤寒、回归热、猩红热、肺炎等。

傅连暲最初给医院起名为"中央干部医院"，打算主要是给领导干部治病和疗养用，这个方案被中央否决了。毛泽东说："叫'干部医院'，老百姓有病看不看？还是叫'中央医院'好，面向延安和边区的党政军民，为群众服务。"

毛泽东不仅将这所医院定名为"中央医院",还为它题写了院名。1939 年 11 月 7 日,苏联十月革命节那天,中央医院正式宣告成立。

这医院顶着一个"中央"的名头,却简陋得很。一种病床就是用长条木凳当床腿,支一块床板。后来发现这床不牢固,就到山沟里去锯来树桩,用三根树桩做成一个架子,一个横梁、两条腿,下端埋在土里,两个架子搁上木板、铺上草垫就成了病床。另一种是用木头做成框,打上洞,穿上麻绳,像南方的棕绑软床,垫上被褥就可以当病床,抬起来就是担架。至于医疗器械更是因陋就简,镊子都是在街上的铁匠铺打制的,又粗又笨,还没有弹性,用来夹医用酒精棉球,不是夹不住,就是松不开。治病要掌握时间,当时全医院只有一个从延安城里买来的旧马蹄表。后勤部门找到一个铁圈,挂在传达室的半山坡上,由收发员兼职报时,从清晨 5 点到晚 10 点,每过 1 小时敲一次钟。但是,护士给病人测体温、数脉搏、记呼吸需要计时,这个钟就派不上用场了。为了解决这个问题,传染病科主任刘允中自己动手,用试管制作了一只沙漏替代钟表。他拿一根直径 1.5 厘米、长 12 厘米的玻璃管,中间用酒精灯烧热、拉长、变细,然后装进干净的细沙,通过调整细沙的数量,使上面玻璃管里的细沙流过小孔到下面正好是 1 分钟，倒过来，细沙流过小孔也是 1 分钟，然后把玻璃管两端封好，一只沙漏计时器就大功告成了。这本是中国古人的发明，没想到在延安再次被发扬光大。

别看医院设备简陋，但是配备的医护人员却不含糊，甚至可以说个个"高大上"。筹办医院，医护人员是核心。李富春对院长何穆说："在中央机关的任何一个部门里，你只要看到合适的干部就告诉我，我就调给你。"陆陆续续地，刘允中、魏一斋、李志中、邵达先后奉调从八路军总医院来到中央医院，随后边区医院的金茂岳也被调来。这些人都是国内名医，一流人才，魏一斋和金茂岳是齐鲁大学医科的同班学友。魏一斋，1906 年 11 月出生在山东寿光，自幼聪敏好学，中学毕业考入济南齐鲁大学医科，1934 年获医学博士学位。1936 年到北平协和医院进修，结业后留任住院总医师，月薪已经是 150 块大洋。高知高位高薪，可谓前途无量。不久，他参加了中共地下党的外围组织"中华民族解放先锋队"，积极投身抗日救亡运动。1937 年，全民族抗战爆发后，他找到武汉八路军办事处，辗转来到延安。1938 年 9 月到延安后，毛泽东接见了他，此后，他被委任为八路军总医院医务主任，中央医院、医务主任。

金茂岳家是祖传的医学世家，他父亲是妇科老中医，在泰安城里有相当的知名度。金老先生的眼界比较开阔，看到中医妇科的不足之处，就让儿子到济南上洋学堂学习西医妇产科，希望将来一起行医开业，中西并重，扩大经营。

起初金茂岳并不关心政治，是日本人逼着他关心的。他起初也不认识共产党，是国民党"帮"他认识的。金茂岳后来回忆，他1935年从齐鲁大学毕业时，就被中国红十字会吸收为会员。抗战全面爆发后，红十字会号召有钱出钱、有人出人，成立医疗队参加抗战。金茂岳便参加了红十字会第23医疗队。

这支医疗队成立于1937年12月27日，由21位热血青年组成。队长侯道之是山东齐鲁大学的医学博士、外科主任，副队长谢景奎是内科主任，队员李汇文是外科医师，金茂岳是妇产科医师。1938年1月3日，他们满怀抗日救国的豪情到了西安，准备为抗日将士们进行战伤救护和手术治疗。可是当他们找到一所国民党的伤兵医院时，对方却拒绝他们进入营区。后来他们才知道，另一支医疗队在安庆伤兵医院时，曾经揭发军医克扣军饷，不给伤兵好好治伤。国民党军队怕他们进去以后再次揭他们的伤疤，所以才把他们挡在门外。一腔热血遭遇了一盆冷水，大家都很沮丧。正当第23医疗队不知向何处去时，西安八路军办事处的伍云甫来到医疗队的驻地，询问他们是否愿意去延安。之后，八路军办事处主任林伯渠也找到他们说："你们到延安去工作，也是参加抗战，我们非常欢迎。"听了林伯渠的话，大家的心情再次振奋起来，当时就决定去延安。1938年1月10日，八路军办事处派了两辆卡车，把23、33两个医疗队的医务人员和家属送往了延安。

来到延安后，他们在甘谷驿二兵站医院救助伤员。医疗队的医生都有着较高的技术，还带来许多先进的医疗器械和大批的药物，极大地提高了当地的医疗水平。在延安地区工作的两年时间，他们曾在边区医院、拐峁疗养所、二兵站医院等多处服务，成绩卓著。尤其在甘谷驿二兵站医院工作期间，他们在甘谷驿教堂建立了手术室和重症病房，实施手术635例，挽回了不少伤病员的生命。八路军总司令朱德还给他们赠送了一面锦旗。

1940年4月，第23医疗队服务结束，中共中央在延安中央大礼堂举行欢送大会，欢送医疗队离延。金茂岳没有走，在老同学魏一斋的动员下，他和3名队友留在延安，继续参加边区的医疗卫生工作。吸引他留下的，是延安"天堂"般的生活。后来他说，《圣经》里面说有天堂，到了延安，看见"天堂"已经实现了，"天堂"在这里建成了。在这里大家是兄弟，自己盖房子、自己打窑洞、自己生产，互相友爱，互相帮助，这里是真正的"天堂"。

传染病科主任刘允中，1917年10月出生于河南焦作，曾在焦作中福医院护校学习，毕业后又受医学训练两年，开始做麻醉实习医生。抗战全面爆发后，他冲破重重险阻，奔赴延安当了一名外科医生，还兼做了许多手术室、化验室的基础工作。在当时的条件下，很难做到今天的专业对口，并非传染病专业出身的他担任传染病科主任后，一面工作，一面从头学起，主持建立了一整套适应传染病诊治特点的工作制度。在全科医务人员的共同努力下，传染病科病人都能够得到良好的治疗，死亡率很低，在当时创下了奇迹。

邵达，1911年2月出生在江苏省泰兴县（今泰兴市）的一个知识分子家庭，中学毕业后考取了南通医学专科学校，又在南洋医学院就读。1931年11月，日军占领东北后，他满怀爱国热情，放弃学业，离开校园，参加了援助马占山抗日团。1932年，一·二八淞沪抗战爆发，他又参加了红十字会第一救护队抢救伤员。之后，他相继在上海红十字医院任外科医生，在泰兴延龄医院任医生。1937年7月，抗战全面爆发后，他在国民革命军第十后方医院任外科主任，驻防泾阳。其间，他目睹国民党军队贪污腐败，痛心疾首，决心另谋救国出路。1938 年 11 月初，邵达只身离开后方医院，随红十字会第 35 医疗队奔赴延安。1939 年抵达延安后，他在八路军总医院任外科医生。在中央医院建成后，他奉调来中央医院负责筹建内科。

医生是主动来的，而许多护士则是被"挖"出来、分配到这里的。当时很多热血青年投奔延安，为的是奔赴战场参加抗日，而且为了和过去的"小我"决裂，自觉不自觉地，不愿提起自己学医的背景——那样就上不了前线了。第一个来到中央医院的郁彬是上海人，毕业于上海仁济高级护校。全民族抗战爆发后，她辗转至武汉，经邓颖超介绍，从事妇女救亡活动并加入中国共产党。1938 年 11 月，她与薛明、叶群等 5 人来到延安，进入中央组织部训练班学习，准备学习后参加新四军，去做革命工作。有一天叶群发烧，她拿出随身带的一支体温表，给她一试体温 38 摄氏度。这被傅连暲看到，问她怎么有体温表，怎么知道是 38 摄氏度，她见瞒不住，这才"交代"了，不久她就被分配到新成立不久的中央卫生处工作。筹建中央医院时，她又被"点将"成为中央医院的第一位工作人员。护士黎平也是同样的经历，她来延安时，包里带了一支体温表，被同学们发现后追问，才知道她是在上海学习过的助产士，马上就被调到中央医院。

1939 年 7 月，中央医院迎来了第一批 22 名女青年，她们都是来自延安其他学校、单位的知识青年，成为护士训练班的第一批学员，由郁彬负责给她们上护理课。医院还有一批男护士，其中有孙维岳、刘文昌、彭士禄等。彭士禄是主动报名来的，延安疫情紧张时，医护人手缺乏，防疫总委员会紧急动员各单位青年参加护士培训，救护病人，他就报名来了。他在 20 世纪 30 年代躲避国民党追杀时，曾隐蔽在地下党员柯麟的医院里打杂，学过几天护理，算是半个"专家"。在医院，护士、卫生员每天为病人端尿盆、打饭，学习护理、打针，给伤员病号洗衣喂饭，彭士禄不怕脏、不怕累，工作特别努力，被评为模范护士。后来在工作中积劳成疾，他染上了结核病，累得吐血。有一次，贺怡到中央医院看病时，看到了彭士禄，惊问，他怎么在这里？怎么弄成这个样子？彭士禄告诉她，自己在这里当护士。贺怡说，这可不行，她要回去告诉蔡妈妈（蔡畅）。贺怡离开医院后，就把情况告诉了蔡畅。蔡畅得知后很着急，曾几次派人到医院接彭士禄，但他都不肯回去。直到 1943 年 8 月，中央组织部下了调令，彭士禄才离开医院，去桥儿沟延安中学上学去了。后来他留学苏联，也没有学医，而是去学了核动力专业，成为我国第一代核潜艇总设计师，中国工程院首批资深院士，被誉为"中国核潜艇之父"。就这样，中央医院少了一名优秀的护士，而中国国防工业多了一名杰出的专家。

1941年年底至1942年年初，疫情警讯传来，各单位陆续送来一些高烧不退、病势危重的病人。经检查之后，好消息是没有鼠疫患者，坏消息是其他传染病疫情严重，有的患伤寒，有的患副伤寒，还有患斑疹伤寒和回归热的。为了救治病人，中央医院领导决定将内科病房划出一半，成立传染科，专收传染病人。传染科刚成立的当月便入院各类传染病人15人，次月17人，两个月后更是猛增至57人。小儿科收治的传染病患儿还不包括在内。

延安缺医少药，各单位、院校医务室设备简陋，诊断水平与检验技术都很落后。伤寒发病初期，往往被误诊为感冒，待病情重了，甚至已经肠出血了才送医院，以致入院病人的病情多数已很严重，有的已报病危。1941年12月17日的《解放日报》报道，因伤寒病流行，延安大学的四位同学先后病逝，学校还为他们开了追悼会。

中央医院当时的床位总数仅有100多张，传染病暴发使得床位骤然紧张，内科也不得不收容传染病人，甚至办公室也收了病人，医护人员更是全力投入防疫之中。兼内科主任的何穆院长为了集中精力进行医疗工作，遂在《解放日报》

登出启事，宣布："本院何院长近因医疗工作繁多，一切院长事务，暂由石副院长代理。"

中央医院为了利于消毒隔离、更好地治疗患者，决定将传染病科搬迁，从山上搬到山下大门口东面的平房窑洞区。公共卫生专家李志中被任命为科主任，陈仲武为医生，内科杨先彬临危受命为传染科护士长。为备战疫情，医院提前准备了足用的隔离衣、大小便器、被单、病号服、隔离帐子、医疗用具等，还建起了流质饭厨房，置办了灭虱、排泄物消毒、隔离、病员洗澡等设备。尽管当时正处在抗战最艰苦的年头，医疗设施和药品极度缺乏，但他们仍然尽心尽力，并设立了类似今天的"发热门诊"，保证凡是急性发烧的病员，不论白天黑夜，做到随到随收、随收随治。1942年全年，中央医院传染病科共收治病人256名，其中103名为法定传染病患者，主要有伤寒、回归热、赤痢、感冒、腮腺炎、斑疹伤寒6种。在医护人员的精心照料下，所有病人都得到了很好的救治。

第4章

周恩来带回的菌苗

相逢萍水亦前缘，负笈津门岂偶然。

扣虱倾谈惊四座，持螯下酒话当年。

险夷不变应尝胆，道义争担敢息肩。

待得归农功满日，他年预卜买邻钱。

——周恩来《送蓬仙兄返里有感》

1942年的周恩来很忙。

他身上担负着几重任务，频繁往返于重庆曾家岩和延安杨家岭之间。

这一年，边区处在空前的困难当中。四周强敌环伺，日军全部在华兵力有 50.6 万人，其中被八路军牵制的为 30.8%（强），被新四军牵制的为 17.6%（弱），总计为 49% 左右，也就是说，八路军、新四军以不足国民党军十分之一的兵力对抗着近半的日军。1942 年 5 月，日军华北方面军司令官冈村宁次出动 5 万余兵力，配备飞机、坦克，对冀中根据地发动"五一大扫荡"。冀中军民在两个月的反"扫荡"中，共作战 272 次，毙伤日伪军 1.1 万余人。但根据地也受到严重破坏，整个根据地被分割成 2670 小块，形成"格子网"，大部分沦为敌占区，部分变为游击区。冀中军区部队减员 46.8%，群众被残杀伤害和抓走 5 万多人。老天也不帮忙，一年之内水旱两灾相继来去，当年的《晋察冀日报》报道："太行区第三、第六两专区及冀西、豫北各县发生严重灾荒。武安敌占区已有 60 元买一女孩之事，甚至有全家上吊者。"除了日本侵略者的压力，还有来自国民党顽固派方面从未停歇的反共动作。在重庆的国民参政会上，军政部长何应钦诬蔑八路军"各自为政"，国民党一些参政员也嚷着要求"加强军事统一"。针对这些荒谬的言论，在重庆的周恩来怒起反驳：八路军在华北敌后英勇顽强、艰苦卓绝坚持抗战，但是，第十八集团军不是天神，它的兵要吃饭、要穿衣、要作战，处在没有得到国民政府当局补充的情况下，怎能责怪八路军"各自为政"呢？

在西安，胡宗南正在积极准备进攻陕甘宁边区，调动河防大军，企图采取袭击办法，一举夺取延安。朱德致电胡宗南，愤怒地指出："事属骇人听闻，大敌当前，岂堪有此！"朱德还致电蒋介石、何应钦、徐永昌等，揭露阴谋，呼吁团结，避免内战，指出："当此抗战艰虞之际，力谋团结，犹恐不及，若遂发动内战，兵连祸结，则抗战之大业势将破坏，而使日寇坐收渔利。"

在南方国统区，共产党的组织也面临着空前危险。南委副书记张文彬等人被捕，1944年遇害。刚从香港撤退回来的廖承志也落入敌手，中共南方局被迫停止南委工作，党员实行埋伏，上下级不发生组织关系，不发指示、不开会……直到1943年年末，重新组建的中共广东省委才开始工作，破坏最严重的江西省委，一直到1948年才开始重建。

这一切，都需要身处虎穴的周恩来以过人的政治智慧和胆略去折冲周旋。但是，周恩来的处境十分艰难。"曾家岩50号住着一些正派国民党人，另外还有一些特务在监视着周。周的门外是厨房，那儿有个雇员把周的一举一动都向上报告。小巷里的每一个小铺和小摊都是国民党的情报点，国民党秘密机构的头目亲自住在周的附近，监视着每一个走过周门口的人。这样的密探监视一直持续了下去。正如他的助手们后来说的，在这种气氛中，'他身在虎穴，但泰然自若'。"

就在这个时候，周恩来接到了延安中央医院一个小小的请求，院长何穆捎来口信，请他在回延安时，百忙中（不是客气，确确实实的百忙中）帮着从重庆捎一管伤寒菌苗回来。因为时下延安的伤寒疫情到了令人忧心的程度，年初以来，延安大学和鲁迅艺术学院等单位相继发病200多人，送医50多人，其中有4人因抢救不及时而失去了生命。菌苗是中央医院化验室主任姚冷子托她的密友，在重庆的原国民党中央医院化验室工作的进步人士龚真纯女士搞到的，计有伤寒和副伤寒 A、B 各一管。得知周恩来要回延安，就想请他的随员帮助带回。

周恩来接到过多次"带货"的请托，从国统区带回的有衣物、食品等。大后方的一些民主人士出于对毛泽东的敬佩之情，经常捎一些衣物和食品馈赠。周恩来带回之后，毛泽东舍不得吃用，全都转送给了中央医院的婴儿和重病号。其他礼品也是逢年过节的时候，分赠给中央医院等单位的知识分子。魏一斋就得到过毛泽东赠送的羊皮大衣和毛毯，侯健存也得到过毛泽东赠送的狐皮大衣和皮鞋。有一次，宋庆龄托人带几块手表到延安。毛泽东知道医生需要掌握时间，便把这几块表全部送给了医院，各科主任每人都得到了一块。

此外，周恩来还带过医疗仪器设备。1940年春，周恩来从苏联回到延安后，曾来中央医院视察。他听说医院的技术人员和仪器设备奇缺，就表示到重庆后一定想办法。到重庆后，周恩来通过宋庆龄、史沫特莱等友好人士募集到一批药品、器材运到延安。当时国内买不到膀胱镜，周恩来就委托苏联飞行员从德国柏林买回一架膀胱镜，解决了急需。另外，周恩来每次回延安，都要带一些延安奇缺的最新的医学杂志。每当魏一斋收到专门送给他的齐鲁大学校刊等读物时，心中总有说不出的高兴。

但是，携带菌苗还是头一次。

怎么带？危险生物制品长途运输，即使放到今天也是件高难度的事。首先需要冷链以防止污染和变质，其次还要保证生物安全。思前想后，周恩来做了一个大胆的决定，为了避免国民党检查的麻烦和疫苗破损的危险，他把三管活菌苗放在自己的上衣口袋里，一路带回延安。一到延安，周恩来就给何穆院长打电话让他来取。何穆接过带回的菌苗，闻知具体的情形后吓了一跳，吃惊地说："这么危险的东西，就这么带回来了？如果万一路上试管打破，玻璃把您扎伤，那后果不堪设想……"

多少年后，何穆提到这一场景时仍然激动不已。

其实，周恩来不仅往延安带回食品、设备、菌苗，还多次带回过人。（延安）中央医院护士吕雪梅曾在杭州传染病院、上海时疫医院、上海难民医院任护士、护士长、总护士长，是一位护理高手，抗战期间赴滇缅公路参战，1942年到重庆中央医院任门诊部护士长。她向往延安，就与爱人李兴培一起，由周恩来、董必武介绍到延安工作，当时像这样的革命青年为数不少。

其实，何穆本人也是由周恩来"带"到延安的。当时党对前来延安的知识分子实行"来去自由"的政策——"来则欢迎，去则欢送，再来再欢迎。"何穆是上海人，1926年赴法留学，1935年毕业于法国都鲁士医学院。全民族抗战开始，他参加国民党后方医院工作，因不满国民党的腐败统治，经吴玉章介绍，于1938年8月来到延安。他先是担任了边区医院内科主任，后又被任命为刚组建的中央医院院长。一段时间后，何穆夫妇对延安的艰苦环境难以适应，又产生了回重庆开私人诊所的想法。他向傅连暲谈了自己的想法和要求，中央组织部副部长李富春代表中央同他谈话，不仅痛快地同意他走，还嘱咐他回到重庆，有困难时可以去找八路军办事处联系。

何穆回到重庆开设了一间私人诊所，可刚刚开业就困难重重：物价高涨，生计艰难，日机轰炸，特务盯梢，地痞捣乱，让他苦不堪言。他们的儿子寄托在熟人家里，生病没能及时治疗，因脑膜炎夭折。在困难之际，八路军办事处的同志关心帮助他，经常到他的诊所看望他。1940年秋，何穆因病住进一家私人医院，周恩来派人打听到他所住的医院，冒着敌机轰炸的危险给他送去了慰问品。何穆夫妇深受感动，下定决心再回延安。

1940年11月，何穆从重庆动员了一批医务人员，包括小儿科医生王慈吾，助产士邹贞坚，化验员姚冷子，护士李新、杨先彬、王毅一，共同奔向延安。他后来撰文回忆："受周副主席的委托，我又设法购买了一些医疗器材和一台显微镜、一副血球计、四个体温表以及少数空针针头。我自己的出诊箱里装满了用余的一些注射药品。抗战期间，医药用品十分难买，药店里连橡皮手套都没有。第一个从法国巴斯德研究院要到卡介苗的中国医师王良送了我三对天竺鼠，我视为至宝。周副主席亲切地会见了6位新同志，于是我们换上军装，乘坐办事处所租的卡车，于12月11日出发去延安。"

1940年12月20日，何穆一行到达延安，中央医院召开盛大的欢迎会，朱德和李富春亲临讲话，欢迎他们重回延安。

第二天，陈云、王首道前来看望，仍然请何穆担任中央医院院长。何穆二次走马上任后，工作热情更为高涨，立即投入医疗和卫生防疫工作之中。这件事也从一个侧面反映了共产党的胸怀与气度，为什么当年国统区的有志之士，要冲破一切阻碍，纷纷投奔延安？就是因为在这里看到了中国的未来，看到了中国的希望。

1942年10月，大疫消弭。接着又传来苏军在斯大林格勒（今伏尔加格勒）开始反攻的消息。毛泽东十分兴奋，为《解放日报》写下题为《第二次世界大战的转折点》的社论，指出：苏联红军对斯大林格勒战役的胜利，不但是苏德战争的转折点，甚至也不但是这次世界反法西斯战争的转折点，而且是整个人类历史的转折点。这一形势，将直接影响到远东。明年也将不是日本法西斯的吉利年头。它将一天天感到头痛，直至向它的墓门跨进。

第 5 章

神巫之乱

本市白家坪巫神杨汉珠伤害人命判处徒刑

常志胜迷信巫神弄得家破人亡

【本报讯】最近延市农村中，闻传着一个巫神"促鬼治病"用严刑拷打伤害人命的悲惨事实，这事实在破除迷信、相信卫生上，应该对群众起极大的教育作用。兹将其详细经过情形报道于后：

延市白家坪居民常志胜之儿媳白氏，今年二十六岁，于古历三月初一日患头痛腹痛的，初二日白氏之生母请来巫神杨汉珠为她治病，该巫神当即在病人两虎口及鼻孔钉下三根钢针，结果不仅无效，反而使病情加剧……该巫神更使其残忍手段，将病人全身脱光，除以桃条、驴蹄抽打外，并用上细鞋绳将白氏两个中指紧紧缚住，中间用筷子绞紧，直使绳索入肉见骨，流血不止，同时又强以马粪灌入白氏口中。但最骇人听闻的，即是将铁通条烧红，硬说鬼在病人的鼻中，而加以残酷的烫烙，甚至最后竟用黄表纸在病人的阴户上燃烧……一时惨叫号哭之声，闻者无不悚然。旁人稍一哀求，该巫神即以不治相威胁。白氏经此苦刑拷打后，遂于当夜气绝身亡。

因此，地方法院特将该巫神逮捕，并于本月十六日联合市委、市府、市抗联等，于市场广场举行公审大会。附近群众二千余人均到会听审，一时群情激愤，不可抑止，纷纷提出杨汉珠过去欺诈钱财，与治死病人的种种罪状，并一致要求将该巫神枪决。该巫神在此公开审问揭露下，亦不得不承认以上罪行句句是实，并说鬼神是假的，过去所为全是利用迷信欺骗群众谋财。最后经法院判决：该巫神罪该死刑，但念其动机在于迷信欺骗，尚非故意杀人，为长期教育计，特从宽处理，处有期徒刑五年。

——1944 年 4 月 29 日《解放日报》

"疫"字在甲骨文中就已出现，郑玄注："疫，疠鬼也。"东汉训诂学家刘熙著《释名》："疫，役也，言有鬼行役也。"可见染上疫情，基本上是要见鬼的病。另外，最早的繁体"医"写作"毉"，下面是个"巫"字，这表示古时医巫同源。殷墟出土的甲骨文中关于医学的记载，就是巫师对疾病的占卜记录。在《黄帝内经》中记载的医生，其名中多带巫字，著名的有巫彭、巫咸、巫阳等。也就是说，医生和巫神在历史上曾是同门"兄弟"。由是观之，遇上瘟疫这种见鬼的病，在医生没有办法时，巫师便大行其道，且由来已久，并不意外。

1942 年前后，陕甘宁边区遇到的情况与此类似。巫神这种方术传了几千年，有着像蟑螂一样打不死的生命力，特别是在缺医少药的边远地区，更是有着相当深厚的"群众基础"。群众缺乏基本的科学卫生知识，一遇疾病不是请医生诊治（更多的时候是请不起），而是相信巫神和巫术的力量，尤其在卫生落后的乡村，巫神几乎包办了民间的"医药"。有些地方，生了病医治不好，或女人不生孩子，就要请巫降神，背上挂一块布符，家里烧几张黄表纸，等等不一。迷信流行，疫情的暴发加深了民众的恐惧，也在一定程度上加深了对巫神的崇拜。

这也不能怪老百姓，当他们找不到官府、找不到医生的时候，不去求神巫又能求谁？1942年4月，乍暖还寒，正是传染病流行的季节，陕甘宁边区来了一尊"神仙"，人称杨老道。他60多岁，来自甘肃平凉，来到边区后，就神头鬼脸地四处散布谣言，说今年流年不利，天降瘟疫，众生难逃一劫。他奉天师法旨，由崆峒山来此专为救苦救生，并带来了神符和雷尺等法器，破财免灾，可保信众平安。崆峒山的名头实在太响，许多群众出于恐惧心理而上当受骗。从4月到9月，此人通过迷信"带货"就骗去群众的钱财10多万元。像他这样的骗子，当年在陕甘宁边区到处都有。

旧时陕北交通闭塞，文化落后，缺医少药，人们一旦得病找不到医生时，就不得不请巫神驱鬼治病。巫神的"诊疗"流程是这样的：神汉先看一下病人的气色，问一下病情，然后在病人睡的土炕前摆张桌子充作神案，神案上点烛，放黄表纸、小香炉，然后神汉洗手换衣，点燃一张黄表纸，把刀在火上烧一下，放置在神案上。再烧香、磕头，开始请神，包括"立坛""发神""跳神""送神"等程序。"治疗"过程中，神汉还挥刀向病人睡的土炕、墙壁、门框、桌椅乱砍（还好没有直接砍人），并猛拍刀面发出乒乓之声，以示驱鬼赶妖。有些神汉跳得激动时，还装模作样地用刀砍自己的手、臂、腿、头，像个武疯子。最后等到巫神也累了，遂以"闭坛"结束。仪式结束后，神汉随手捏点香灰和黄土（也有懂点医道的神汉给些自制的药丸）包成小包，交给病人服用。病不管治得好治不好，神汉的运动量确实是挺大的，所以事后主人家要设酒请饭、送烟敬茶，并送红包表示酬谢。

1944 年，曾经参加中外记者西北参观团访问延安的赵超构（笔名林放，新中国成立后任《新民晚报》社长），在回到重庆后，出版了《延安一月》，书中记载：

　　巫术可以治病，是落后民间的普遍信仰，差不多各地都有。但是，陕北的巫神真有特别的权威，在缺乏卫生设备的乡村，他几乎包办了民间的"医药"。

　　巫神所用以治病的"法术"，一部分是简单的戏法，一部分是禳病的法术。戏法的作用在于唤起民间对巫神的信仰，有钉钢针、烙皮肤、压铡刀、烧阴毛之类的把戏，禳病法术，则有"扫魂""下阴""送虎咬""画符咒"等花样。

　　我们在延安时，有名的巫神白从海正在发表其"坦白""忏悔"，现在根据他的材料，约略介绍一下巫神的"艺术"。

照巫神的原理来讲，巫神禳病的法术都属于巫术中的"感致巫术"，他们利用推理中的相似术来看病治病。以"扫魂"为例，他先用"神八卦"和"鬼八卦"来推测病因，"神八卦"以每月三十日为依据，"鬼八卦"以每日十二时辰为根据。男病用"神八卦"，女病用"鬼八卦"。譬如一二五得病，定是家亲鬼，四六日是黑煞神，八九十是土神，七日是庙里神。

根据八卦找到了病因，就得"扫魂"。扫魂前先扎一个草人来代替病人，于是上坛。这是热闹的场面，巫神吹胡子瞪眼，舞"三山刀"，装着神灵附体，上身脱得光光，"三山刀"哗啦哗啦地响，用弓箭、斧头、菜刀、剪子、镢头，对着病人身上比画，同时念着咒语，例如"砍神来，砍鬼来，死鬼亡灵确离身，一切砍在草人身……"，再下去，就是砍草人，砍的时候又念一套"砍草人，替病人，替了病人命长人，一切灾殃化灰烬"。禳病的仪式，至此告一段落。

禳病以后，巫神躺在桌下，装着昏迷的样子，到各处去查病人的魂灵去了。这叫"跌坛"，醒过来，郑重报告病魂落在何方，十字路口，或庙上，即刻到那里去扫魂。三五个人拿着香、萝子、公鸡、灯笼，到了那个地方，一个人拿萝子，一个人拿扫帚，一边扫，一边叫"某某回来了"，另一人答"回来了"，一直叫到家里。家里又有一番布置，用针（真）穿着一块红（魂）布和一块绿（落）布剪成的马，代表"真魂落马"，钉在病人肩上，等扫魂的人回来，便用萝子在病人身上"左萝三圈萝真魂，右萝三圈萝真魂，真魂落马萝上身"，萝毕，送神。

"下阴"又是另一种法术，看到病主有钱，巫神便说病人犯了天牢，得"下阴"去找他。于是在禳病的仪式之后，挖一个三四尺深的小窑洞，里面摆着鸡，一盆水，一盘灰，一口菜刀，一把剪子，一根马鞭，一盏灯，口外放一根有小铃的竹竿。夜里巫师进去，把洞口封起来，大概留一点小洞出气。外面有一个人报告，如"天黑了""鸡叫了""有人过走了"。巫神到天堂地府去找病魂去了——其实巫神这时正在里面受罪，他只想挨过两炷香的时间，好出来透口气。一不小心，就要闷昏，不仅找不回病魂，他自己的魂也要到地府去了。

因为"下阴"等于活埋，所以事主所费的钱也特别多。没有经验或身体不健康的巫神，是不敢干的。因为"下阴"而死的巫神，也常常有。

除了扫神和下阴，其他小法术，还有"月光治病""金鸡下阴""送虎咬"。都是些简单的诈财方法，谈不到巫神的法术。至于巫神的姿态，也随各处不同，据说有神官、法师、师婆、萝仙、递送、马神、巫神七种。

边区的巫神究竟有多少，如果统计起来，数字一定很可惊的。就是延安的"反巫神运动"，也只能在延安附近产生一些效力。离延安远的地区，巫神不仅仍公开和西医斗争，说"西医的针有二尺多长，从腿子里打进去，从肚子里出来"，而且他们还威胁民众，"你们谁要向政府报告我是巫神，我就叫谁家十口人死九口，不信试试看"。因此，民众多不敢参加"反巫神"运动。依我们看来，在教育和医药尚未普遍深入的农村，巫神是不易绝踪的。

短时间内，赵超构不可能知道巫神的数量，但是共产党清楚得很。毛泽东曾经指出："在150多万人口的陕甘宁边区内，还有100多万文盲，2000多个巫神，迷信思想还在影响广大的群众。"仅延安东关一个乡，149 户 400 余人口中就有 3 个巫神。边区政府秘书长李维汉也曾回忆说："全区巫神多达两千余人，招摇撞骗，为害甚烈。"20 世纪 40 年代，陕甘宁边区巫神的大量存在，恰是边区医疗卫生事业落后的产物，而神巫横行，又阻碍了社会的进步。医疗水平低下给了巫神市场，群众卫生知识欠缺又树起了巫神的"神威"，二者互为表里，相互"促进"。每一次疫情发作、传染病流行的时候，都给巫神提供了表演的舞台和敛财的市场。

巫神最普通的"治病"是这样的：老百姓生了病，请巫神给他看，巫神说："你今天出门了没有？""出了。""你今天碰见什么了？""我碰见一只黑狗。""那是一个黑狗精把你缠住了，你必须送点钱。"倒也直截了当，通俗易懂。如果你说什么也没碰见，他总会诱导你撞上一方神精鬼怪的。收了钱之后，巫神不仅治不了疫病，还给病人带来了额外的痛苦。这些巫婆、神汉"送病"的手段五花八门，有"安砖""吊瓦""烧黄表""钢针扎肉、裸体鞭打、头顶放炮"等匪夷所思的方法，还有"抬脚子""麻绳网指""火烧阴毛"等手段，这简直不是治病，而是酷刑了。花了钱请他们"看病"的百姓，往往落个人财两空的结果。据《解放日报》记载，延安曾有巫神 161 人，每年每人跳神"看病"多达 36 次。清涧县大岔乡仅 200 多户人家，巫神即有 3 个。而农民因请巫神所付出之花费，亦属惊人，如巫神每给人"关一坛魂"，插香费要一斗米、围坛布丈二，再加上其他消耗，便得四五百元以上。据统计，华池县温台区一个行政村 49 户 300 口人，每年每人迷信消耗达 3 斗零 8 升粮食。据此推测，全边区迷信消耗则一年需粮 45 万石。

今天看来，这一套固然是荒唐可笑、愚蠢透顶，但是在 80 多年前的中国西北，缺医少药，文化又不普及，在贫困线上挣扎的老百姓，又有什么办法？

1944 年的一天，巫神杨汉珠接了一桩"业务"，他觉得发财的机会来了。

苦主是延安市白家坪居民常志胜，在城里开杂货铺，算是个比较殷实的人家。常志胜儿媳、26 岁的白氏突患头痛腹痛，白氏的生母不去求医，却请来村里的巫神杨汉珠为白氏治病。殊不知这一来，她竟亲手把女儿送进了鬼门关。

杨汉珠到场后，先是一番手舞足蹈、装神弄鬼，后拿出三根钢针，狠狠地扎在白氏的人中和虎口上，白氏当即疼痛发狂，惨叫不已。此时恰好陕甘宁边区医院的院长魏明中路过，见此情形上前察看，经过诊断后认为白氏是小产，给她打了针吃了药，随后白氏产下一个小孩，大人安然无恙。因为孩子早产，生下后半小时就死了。白氏由于悲伤、劳累和病痛，再次中风发昏。杨汉珠被医生抢了"生意"，已是十分恼火，此番见白氏病重，认为有机可乘，便撺掇常志胜说他的儿媳中了邪，这是"鬼病"，吃药没用，只会越治越重。常志胜慌了，只好求他"显神通"施治。杨汉珠先是不准白氏再吃药，并把白氏的药品投入水中，然后大肆施行"捉鬼驱鬼"的法术。他让家人把白氏绑在床上，每天只给她喝清水，不断地在她身边敲锣，要把"邪神"赶走。白氏刚刚流产，身体极度虚弱，每天被绑在床上不能动，又没有营养，还被不停地敲锣而无法睡觉，很快便进入昏迷状态，胡言乱语起来，顺着杨汉珠的意思说自己是某某鬼神附体。

杨汉珠见状更加得意，指着白氏对大伙说，看见没有，自己三两下便把邪神逼迫出来了。众人见状，确乎也有几分相信。杨汉珠又把白氏拖到门外的碾盘旁，在夜风里转了几圈。这一番折腾之后，白氏已不能走动了，他又命令众人把白氏的衣服脱光，用绳子将两手绑住，然后用烧红的通条插入白氏鼻孔，用点燃的黄表纸烧其下阴，用桃条疯狂抽打其全身。白氏惨叫之声闻于四邻，最后竟被活活打死。

这还没完，人死了，钱不能不给，天价的"治疗费"令常家的小本生意完全破产，落了个家破人亡。

一年之内，杨汉珠用其法术治死了 5 个病人。他只是巫神中极为恶劣的一例。这些巫神"治病"的胆子很大，如果有病人侥幸大难不死，巫神们就可以冒功敛财，把病人的痊愈说成是自己的"神功"；如果病人被折磨死了，那是你命里该死，巫神们不仅会推卸责任，还会装神弄鬼，大敲竹杠。巫神"治病"的手段越惨，越可以装腔作势，甚至可以利用病人的死亡来恐吓群众。据 1944 年延安县的不完全调查统计，全县 161 个巫神中，就有 59 个承认治死了 278 个人。

赵超构在文章中认为巫神不易绝踪，共产党偏不信这个邪。不破除迷信，打掉这些巫神，就谈不上防控疫情，谈不上治病救人。信奉无神论的共产党决定和巫神"正面刚"。在共产党的领导下，陕甘宁边区政府开展了一场轰轰烈烈的"反巫神运动"——要知道，当时称得上"运动"的，也只有整风运动、大生产运动等少数几项。

首先，用老百姓听得懂的语言来宣传卫生防疫知识，移风易俗，防止疫病流行，从根本上断绝巫神的市场。长期以来，老百姓的医疗卫生知识缺乏，身体不舒服，也不知道得的啥病，只是根据症状说是"打摆子"（疟疾）、"吐黄水"（急性胃肠炎）、"卖扫帚"（痢疾）、"打糠采"（麻疹），更不知道病因，就只好由着巫神们信口开河，说撞了神、见了鬼，然后任由他们施展手段。很多病人都是因听信巫神而延误了治疗。1945年1月，晋察冀曲阳游击区流行麻疹，七区岸下村高洪亮13岁的儿子得病后，先找了个本村的巫婆，不顶事，后来又找了一个看牲口的医生，看了3次也没有效果，结果病故。七区东诸侯村有一个名叫春子的小伙子患了麻疹，不听医生的话，而是去找巫婆、神汉，结果也死了。而且，他至死都不曾怀疑巫神的作用。

这些活生生的事例有效地教育了群众，对边区民众移风易俗发挥了有力的推动作用。百姓开始认识到巫神是不可信的，还是共产党的医生靠得住。人们说："医院看病比那些阴阳神官强百倍，我以后再也不会请巫神了，巫神那一套把戏都是骗人的，有病还是得去医院。"

1942年6月24日的《解放日报》文章指出："关于破除迷信，取缔巫神，政府早有明令，唯各地执行较差。考其原因，一方面由于农村中病患颇多，而无适当之医生、药物为之解决，加之农民迷信未除，遂使巫神仍得存在活动。"要改造巫神，就要先改变群众的思想观念，而要让群众转变观念，就须让民众了解现代医学的力量。巫神在民间有市场，除了群众固有的观念，还因医学知识普及不够。边区政府清醒地认识到，只有用正确的方法治好了病人，才能显示科学的威力。毛泽东认为，宣传卫生，就应该给群众治病。他说："在五年到十年之内，我们要求得在科学知识普及方面的进步，医药卫生应该放在我们的计划里，和生产计划同时并进。我们希望人口发展，科学进步，这样可以破除迷信，使老百姓不敬菩萨。"1944年3月，毛泽东专门提到巫神与医药问题，指出："边区群众中的迷信现象，现在比从前少多了，但是还不能消灭，其中一个最主要的原因就是医药卫生工作还不普及。群众没有旁的方法战胜疾病、死亡的威胁，只有相信神仙……现在应该把医药卫生的知识和工作大大推广一下，想办法在每一个分区训练一些医药人才……在五年到十年内，做到每个区有一个医务所，能够诊治普通的疾病。至于药品问题，边区应该发展这方面的工业。普通的药尽量自己制造，必要的还可以到边区以外去买，为了人民的福利，当然可以到外边去买。"

其次，边区卫生处决定，边区医院及其他所属院、所的一项重要任务是诊治农民群众的疾病，医务人员要经常组织巡回医疗队下乡服务。据不完全统计，边区医院治疗的病员中，农民群众在1941年占25%，1942年占27%，1943年占30%。当时边区各医院对农民群众看病全都实行免费，病人住院仅需自带伙食。每有疫情，边区政府都会派出医疗人员为群众施诊，同时宣传现代医学知识，用事实揭穿巫神的骗术。

有一次，延安子长县的一对母子患麻疹并发肺炎，孩子昏睡不醒，请来的巫神宣布"不可救了"。医疗队派了两位医务人员登门救治，进行精心护理，终于使孩子脱离了危险。曲子县马岔区三乡和四乡暴发流行耳下腺炎（原文如此）疫情，感染者众多，短时间内，50 余名患者中就有 20 多人去世。当地群众去求巫神，结果不仅不顶用，最后连阴阳先生也未能幸免，感染上了同样的病症，一命呜呼。分区医院在接到疫情报告后，立即派遣郭士俊等人携带药品前往疫区开展治疗。经过十几天的工作，治愈了 25 人，且不收取一分一毫报酬。群众感激地说："咱们没有去请，人家找到咱们家里来看病，哪有这样的好医生。"有位杨家老汉病情严重，家里连寿衣、棺材都给他准备好了，可经医生治疗之后，杨老汉的病很快就好了。一家人感激地说："人家没有来以前，咱们烧香拜佛一点也不显应，看看人家的手术多高，治一个好一个，才真是活神仙哩。"

边区的军队和地方医疗卫生机构把群众的医疗卫生时时放在心上，悉心地给群众治病，深受百姓好评。驻在陇东的八路军三八五旅野战医院仅在 1943 年的上半年，就给 200 余名群众治好了各种疾病，为群众节省医药费 15 万元（法币，下同）。据《解放日报》1944年6月6日的报道："庆阳、合水、镇原有27名重病人到医院看病，医院替他们节省药费23.3万元。另外，今年有23名群众到门诊部看病，共给病人节省药费21万元。据该医院郭主任谈：今年病人特别多，再由于医院为群众治病影响的扩大，现在住院的公家和群众共有200余人，平均每天到门诊部看病的有80人左右，其中群众就占一半。"据陇东分区医院统计，1943—1944年共免收农民群众医药费就达44万元。1945年，边区政府派出20多个医疗队下乡，一面治病，一面帮助基层培训医务人员。医疗队员不辞辛苦，有的医生半夜起来为群众看病，有的跑几十里路去出诊，医疗作风深受农民群众的欢迎，老百姓交口称赞："除过边区，哪里也找不到这样好的医生了。"

科学的力量"显灵"了，巫神的市场就减少了。陇东分区合水县板桥区有几个群众得了"脱阳病"，每遇病情发作就祈祷"药王"，烧香献供，花钱无数。后经许多巫神或游医骗子诊治，不但未见效果，反而致使病情加重，眼看就要死去。合水县的干部得知情况后，立即将患病群众抬进医院，由医院院长连夜实施手术，几人很快痊愈。庆阳县（今庆阳市）五里铺的李万贵的老婆得了腹水病，请巫神"抬脚子"，几乎卖光了家产，连家中的一头牛和一头驴都卖了，还花光了女儿的聘礼，病情却不见好转，后经医院治疗才得以痊愈。回想起从前上了巫神的当，她懊悔不已，对前来探望她的亲友们说："今年4月间，我的病实在重，看着快没法了，家里人才把我抬到医院来。我睡在床上，医生和护士给我灌药，没日没夜地伺候我，现在自己轻松了，一定要给医院的人磕头，还要给他们挂匾哩。"当有人问她为什么当初不找医院而去求巫神时，她痛苦地说："还不是老百姓没见识，说啥呢，不信神，家产也就不会花干净。"

在给百姓治病的同时，边区政府还大张旗鼓地揭露巫神骗局，开展反巫神斗争。《解放日报》刊登《巫神罪恶小统计》《白家甲村抬龙王求雨淹死五人》《李桂全相信迷信把婆姨活活烧死》《迷信害人不浅，郝玉英听巫神送命》等一系列报道，运用大量的反面典型进行宣传。巫神白从海就曾在1944年6月18日的《解放日报》上发表过自己的坦白书，交代自己走上巫神这条路的经过，介绍了自己在"发马"（也叫起坛）、"下阴"、"叫魂"等"治病"方法中的具体套路。为了配合巫神白从海的坦白书，当天的报纸还发表了记者穆青的《巫神的骗术》一文，对巫神的种类进行了揭露。各地医疗队在为群众治病的同时，也经常组织各种各样的巫神坦白大会，揭露他们的骗人伎俩。其实，巫神自己也知道这一套是骗人的把戏，不过是在谋取生计而已，他们其实大多数并不信神，自己生病反而要找医生治疗。经过揭露和教育，大部分巫神放弃了迷信活动，回到"凡间"，成为自食其力的劳动者。边区政府还把巫神们使用的迷信工具"三山刀"打成铁锨和镢头还给他们，让他们参加生产劳动，改邪归正。

对于多次作恶、屡教不改的巫神，人民政府坚决地给予处罚。前面提到的杨汉珠，多次谋财害命，边区政府将其逮捕，判处五年徒刑。1944 年 4 月 29 日，《解放日报》发表了穆青写的通讯，记述了审判杨汉珠的场景。在场群众无不愤恨，纷纷要求将他枪毙。杨汉珠被吓破了胆，承认自己的神术全是假的。报道在边区各界引起了很大的震撼，使广大干部认识到巫神对边区群众生命财产安全的危害，推动了"反巫神运动"的广泛开展。对于巫神的转变，边区政府更是大力宣传，让他们现身说法，既教育自己，也教育群众。延安县乌阳区（现属宝塔区）史月祥促成八个巫神的转变就是一个生动的例子，其事迹刊登在 1944 年 6 月 30 日的《解放日报》上：

五月的一天，边区自卫军（类似于后来的民兵）班长史月祥带领几名自卫军队员，到四乡巫神薛桂开家去，执行一桩特殊任务——劝这个干了 16 年的老巫神改过从良。

　　薛桂开这几天正心神不定，前几天，听他上学的孩子给他读过《群众报》上巫神杨海珠（即杨汉珠）的人命案，心里早就有些忐忑。现在看到史月祥带着这些个自卫军上门，便有些慌了，坐在炕上说不出一句话。史月祥看出了这一点，怕把这尊"神"直接吓倒了，反而效果不好，便也坐到炕上去，很严肃却又亲切地说："老薛，你也知道，我是无事不登三宝殿，我看你这营生恐怕是干不下去了，可以抛开啦！依我看来，成天装神弄鬼的，倒不如学学扎针，学学开方有用些。"薛桂开还是没有作声。史月祥想，要巫神抛掉"三山刀""铜爷爷"，就像要地主抛掉地租契约一样，不是一时半会的事儿。所以，他一点不着急，耐心地给他讲道理："今儿个不是十年前的旧社会了，'三山刀''铜爷爷'一准吃不开了，共产党的政策你是知道的，今儿下个决心，重新做个正派人，务生产，还来得及。"薛桂开见他这么说，嗫嚅半天冒出一句："真的还来得及？"史月祥明白，他在担心另一个问题，怕政府找他的后账，就诚意地告诉他："只要你愿意改好，政府不为难你，还欢迎你哩！"

薛桂开听了这话，看着史月祥，心里有些活动。其实，薛桂开虽说搞了16年巫神，却也不是死心眼儿相信那一套鬼把戏的。说起来他和很多巫神一样，因为家里人常得病，没有郎中、没有药，听别的巫神一说，就信上了。可是后来很多时候不但没有治好过人，反而把人家的病治得更重了。有时候，他表面上推说是鬼神的主意，心里却也不由得怀疑起来，自己装神弄鬼的，骗得了那些病人，却骗不了自己。

这时，他上小学的儿子放学回家，见此情形也上前帮腔，劝他说："大（父亲的意思），我上次给你读的报上的那个杨神汉，已经让政府判刑啦！现在四乡八村的叔爷也不认这个了，你再干下去，我也没脸见人咧！"听孩子这么一说，又打动了他的心，加上史月祥的劝解，薛桂开立刻下了决心，说声"好"，从炕上跳下来，把两座神案、五座铜佛、丈二神衣、五杆旗子统统拿了出来，放在史月祥面前说："这些东西重一点，你们先拿走，'三山刀'、马鞭、铜铃子，让我自己送到县上，我还要跟县长说定，老薛这一辈子不信鬼神咧！"

6月4日，薛桂开带着"三山刀"等法器动身到县上去。从乌阳区到县上有60里地。当他经过二、四乡的时候，忽然想起了一件事，特地拐了个弯，到三个同行——巫神史正才、郝明有、李三关家里去。此前他们也曾结伙走穴，组团忽悠，还相互"交流经验"，此时薛桂开也知道当前的大形势下，他们的心事和自己是一模一样的，他此番去县里洗心革面，不妨将这几位也带上。于是，他就找到这三位，把史月祥讲的道理讲给他们听。三位都是装神的，果然有几分灵犀相通，不到一个上午，薛桂开就把他们也劝过来了。

　　说起来，这史正才是去年时才信起巫神来的。在边区做巫神的多是些贫穷闲汉，他原是一个中农，自然不必靠装神弄鬼过日子，可是后来发生了一件怪事，让他不由得迷信起来。他娃的眼睛瞎了——其实是一种可以康复的眼病，他找不到郎中和药，急得上火。这时村里的另一个巫神史凤良正在"扩大营业"，想找个"接班人"，见状就趁机恐吓他："白蛇精到你家来找顶替啦，你要不顶替他，便会闹得你全家不安。"史正才很害怕，就依了史凤良的话，也做起巫神来了。他是去年（1943年）8月才"出马"的——巫神"出马"，类似于当今明星出道、球星德比，为正式开张营业的意思。凑巧，他娃的眼睛也复原了——其实是病愈，但他却归功于神仙法力，认为他"顶"的那个白蛇精果然有几分仙术，从此也就更加相信鬼神了。他是个"敬业"的人，干一行爱一行，为了做好巫神事业，很舍得在装备上下功夫，竟花了25万元，备置了一副大神案（价值7万5千元）、一副小神案，还有不少"三山刀"、马鞭、铜佛、铜镜、铜铃子、神位等法器，看上去气势与排场都很大，很有些后来居上的气势。可他毕竟入道较晚，"慧根"还稍浅，这次经过薛桂开一劝，很快就又转变过来了。他想，这个做了16年的巫神都不信了，自己更没有道理再信下去。也就在这一天，他毫不犹豫地叫史月祥来搬走这些用巨款买下的神具，自己带着"三山刀"，跟着薛桂开一路到县上来。延安县徐县长见这几尊"神仙"结伙前来，"下凡"转变，很是高兴，亲自和他们谈话，对他们的转变表示欢迎，还请他们吃饭，留着他们住宿了一夜。他们回去后都洗心革面，积极参加了生产。延安县的12个巫神，有8个在史月祥的劝说下转变了，还有 4 个在外县转变了。这转变了的 8 个巫神很感激史月祥，特别是薛桂开，到处对人说："史月祥救了我。没有史月祥，我像个插在泥坑里的木桩，自己永远没法拔上来。"

在"反巫神运动"中，边区各级党政机关利用报纸、电台、墙头标语、路边专栏、舞台戏剧、秧歌表演等各种手段，宣传和普及卫生知识，戳穿巫神骗钱害人的伎俩。边区文艺工作者创作演出了大量鼓励群众积极生产和改造生活中落后习俗的剧目，如《神仙怕打》批评了算卦、敬神之类的迷信活动，揭露了封建宗法势力毒害群众的事实，让"神仙"当众出丑，狼狈不堪，使落后的习俗在群众的嬉笑声中受到鞭挞。庆阳县的一位巫神看了表演后说："再也不敢胡整了！"边区政府还利用转变后的巫神现身揭丑，使群众认识到巫神骗术。巫神石某腹泻不止，不得已求中医服药治愈，有人问他自己就是"神仙"，为什么不施展法力，他红着脸说："神上天开荒去了。"

1944 年 5 月 18 日，《解放日报》刊登了清凉山卫生所医生白浪写的《我们怎样和巫神斗争》，文中写道：

延安市东区的王德胜区长，自市政府开了卫生委员会回来后，就与我们进行调查全区的巫神。调查后知道本区共有4个巫神，有3个是在不久以前，被人请去看过病的，结果有2个病人，仍是死了。

我与区政府高助理员来到朱家洼调查，先到请过巫神的病人仍是死了的人家去调查，知道请一次巫神，就要用香一把，烧表一本，小米两升，白布七尺，鸡一只，巫神报酬费7500元，总共花了17000多元。请过巫神后，病人3天内就死了。死者的丈夫跟我们说："请了巫神也不顶事。"我们问他为什么还要请巫神呢，他说："人有病了，就没有主见了，这搭离医院又远，就只得找他了。"我们向他说明以后有病，可以找区政府的卫生合作社看病，他答应了。

我们到了巫神韩文奎家，问他神神是怎么来的，开始他想骗我们，当我们向他提出，是否参加过公审杨汉珠的会时，他说："杨汉珠是不对，但我和他不同，我没有害死过人。"这时我们看见他婆姨正病着呢，睡在炕上，就问他，既有神神，你婆姨病了，为什么也不能治呢？这时他没话可说。

四月初六，区政府召集了东区的四个巫神（一个"萝仙"，三个"马脚"），经过了谈话，他们四个都转变了。韩文奎转变得较好，他说："神神是假的，以后再不看病了。"王俊奎也坦白了，他说："神神确是假的，如果是真的，为什么我有病，还找清凉山医生看病呢？"他们愿把这些事实向群众解释宣传。四月初八，王区长带了韩文奎、白从海到庙会上，向群众宣传，群众很惊奇。

　　王俊奎由区政府回到村里，别人问他怎样，他就向大家说："我当是到了区政府，就不得回来，谁知道到那搭，他们待我很好，人家有一个医生和我谈话呢，他提出病来和我讨论，句句都是道理，神神是假的，我们又怎样能和他们说道理呢？"

陕甘宁边区"反巫神运动"收到了很好的效果，在短短的几年中，群众的卫生习惯得到了改善，社会环境得到了净化，医疗环境有了好转，巫神势力受到了极大的打击，群众的身体健康得到了保障。随着越来越多的边区民众抛弃巫神、相信科学知识，横行一时的巫神在陕甘宁边区的市场越来越小，最后趋于消失了。

第6章

反迷信劳模崔岳瑞

　　且说旧社会时，庄稼汉们劳动一年，都被豪绅地主们剥削得一光二净，弄得我们吃不上，穿不上，一年四季都是紧着裤带子熬日月。再上旧社会时，人们知识都浅，刮风下雨，打雷撒闪这些事，都摸不清是啥道理。古来人就把弄不清底的事情，都推到神鬼身上。天旱不下雨，就说龙王爷生气了；有了传染病，就说得罪了瘟神爷……总之，不论什么弄不清的事情，人们都想着：是有神在管教着。那些豪绅地主们，把咱们庄稼汉踩在脚底下，一年到头，受苦受难，还说怪我们前世没有修好，说是神仙罚我们的，恶鬼害我们的，说这是报应。

话说陕北老百姓在共产党领导下，建立了新社会，提倡卫生，破除迷信，卜掌村就出了一位英雄，名叫崔岳瑞。

……

——李季《卜掌村演义》

在陕甘宁边区"反巫神运动"中，涌现出一位劳动模范，他叫崔岳瑞，是定边县卜掌村的中医。他不但为人正直、思想进步，而且医术高明。从 1927 年开始，崔岳瑞就在本村开展破除迷信的宣传，把卜掌村变成了"什么神都不信"的模范村。为了推广他的做法，边区政府把他树为劳动模范，开展了"崔岳瑞运动"。1944 年 11 月，陕甘宁边区文教工作大会通过了《关于开展群众卫生医药工作的决议》，号召全边区人民："随着卫生运动的开展，应该在各地推行崔岳瑞运动，抓紧适当的时机（如巫神的敲诈害命和医生的治病救人的事实），进行唤起群众自觉的反巫神运动与巫神坦白运动。"在当年以劳动模范名字命名的运动还有很多，如"赵占魁运动""张秋凤运动""甄荣典运动"等，都起到了积极的引导作用。

崔岳瑞除了医道高明，还看过许多关于阴阳之术的书，了解巫神的骗术，他就用巫神之道还治巫神之身，戳穿了巫神骗人的很多把戏。当地有一个罗神官，号称能够"下阴"——就是挖一个大坑把他埋进去，让人把双手绑起来，嘴里塞上棉花，然后把坑封住，坑里放五根五色丝线，过一会儿打开，就看到罗神官把丝线结成了网盖在身上。这一招让老百姓很是惊奇，也便有几分相信了他的神术。不少人病了，都来找他"下阴"治病。崔岳瑞见他装神弄鬼，便向众人拆穿说："这是个把戏。绑手时，把手绑在后叉骨间，他早先预备好的罗网，也装在后叉骨间的吊包包里，一到坑里，他就偷偷地摸出来盖在身上。这个有什么难处？就是有神，害病在人身上，神在坑里结网顶啥事？"有几个年轻人听了崔岳瑞的说法，当下就准备试他一试，让一个人假装害病，请罗神官来"下阴"。正要下坑时，大家突然过来，七手八脚地要搜他身上。这时罗神官知道雪里埋不住死尸了，只好把实话说了出来。这件事传开以后，大家都说，神官原来是耍人的把戏，以后再也没人请他了。

崔岳瑞的事迹引起了边区作家、《王贵与李香香》的作者李季的注意，1946年便专门为他写了一篇《卜掌村演义》：

这崔岳瑞当娃娃的时候，对鬼神就是半信半疑的。他想：一块木头，一堆泥疙瘩，怎会替人家发药治病呢？新社会建立了，政府提倡卫生，破除迷信，共产党把旧社会这一个"纸老虎"给戳破了，给老百姓宣传了好多新道理。崔岳瑞学的道理越来越多，这才更明白了。他说："旧社会里，反正是布袋里买猫，抓咱们老百姓的迷糊。于是，他便找了阴阳们看的书，费了很多心计，调查研究了，终于看破了他们骗人的把戏。原来这些人都只会'张嘴打呵欠，躺下抽洋烟，不会治病，就会骗钱'。"

崔岳瑞的"拆庙"之路始于他21岁时，他的嫂子患了"脚漏病"（现在看很可能是足痿症，下肢痿废软弱，行走困难，也可能是足静脉瘘管，或者是真菌引发的脚气），在当时贫瘠落后的偏僻山区，无处求医，只能去请巫神来治。家人先后请来了李神官、温神官……换了七八个人，治了近三年，钱不知花了多少，最终还是人死财尽。崔岳瑞目睹了这巫神的诸端恶迹，决心学医，下功夫致力于中医针灸之术。学成后，他便在村里和附近行医，专与阴阳先生、巫神作对。有一年，当地流行"小儿惊风病"，乡俗迷信是"夜魅子"作崇，老百姓就请来巫神，用清油炸盐往患病的孩子身上乱撒，却没有一点效果，而崔岳瑞用针灸为孩子们治疗，痊愈了数十名。

几年间，崔岳瑞一面行医，一面宣传教育群众相信科学，破除迷信。当地有个巫神李鸿兆，装神弄鬼得有点名气，心术不太正。村民王从信家有病人前来求他，他见王从信求得很急，就想敲一笔，先说："今天不看，明天就没治！"后来见王从信果然上钩，他又摆谱说："今天没工夫治。"意思是王家要多给几个钱。王从信舍不得多出钱，只好回去把崔岳瑞请来。崔岳瑞一去，用针灸把病人救了回来。那"李神仙"从此也没了生意。正如《卜掌村演义》中所说：

崔岳瑞和迷信整整地斗争了十年，终于战胜了迷信。卜掌村的老百姓，都被他说得心眼开啦，没有一家再信鬼神了。盖房子，挖窖都不请阴阳，上梁也不画神符，家中都不敬神，没有牌位，过年不烧香，死了人也不请阴阳，不念经。正是：老鼠见猫站不住，雪人就怕晒太阳。

崔岳瑞还把一些巫神的病给治好了。大沟门村有个巫神叫石锡山，家中四代为巫神，他爷爷还做过当地的"总神官"。但别看这是祖传的事业，却是神不治己，自己患了腹泻病束手无策，另请其他同行巫神高手也没有效果。危急之时，石锡山不得不请崔岳瑞来治。崔岳瑞说："你常说有神有鬼，为什么你病了神不显灵？"把石锡山说得灰溜溜的，红着脸说："好老崔啦，这一套把戏，你还不清底吗？那只能骗几个钱，一点也不顶事哪！你快给我弄服药吃吧！"当下崔岳瑞就给他施治，只一剂中药便见效。从此，石锡山一家逐渐转变，不再装神弄鬼了。以后有人再去找石锡山治病，他红着脸说："神上天开荒去了。"

崔岳瑞破除迷信的做法，引起了边区政府的高度重视。1944年4月2日，《解放日报》报道了他破除迷信的先进事迹，并于同日刊登了题为《从卜掌村谈起》的社论，指出："在我们边区有像崔岳瑞这样的好医生，他不但医道高明，而且思想进步，这是很好的。"同年7月，陕甘宁边区授予他"反迷信的模范"称号。三边专署专员罗成德、定边县县长孙润华等一行来到卜掌村，为他举行了隆重的发奖仪式。正如《卜掌村演义》云：

咱们边区不论谁做了好事，都不会叫压在黑角落里，有功劳总叫露在明处。政府见崔岳瑞领导大家反对巫神阴阳、破除迷信有功，1944年7月30日，三边专员公署、定边县政府请了两班吹手，抬着一块金字大匾，罗专员亲笔在上面写了"大众共仰"四个大字。罗专员、孙县长、丁副县长骑着马亲自到卜掌村来发奖了。方圆几十里的人，听说此事，也都赶来看红火，凑热闹。卜掌村这一下，可真的有了名气啦！

会上，崔岳瑞激动而诚恳地讲述了破除迷信和讲究卫生的道理，并且表示，他今后要办到五件事：第一，办好本庄清洁卫生，推动全区破除迷信；第二，帮助红柳沟合作社成立药铺，处处给人民便利；第三，组织全区的医生和兽医成立研究会，并帮助自己的助手精研医术；第四，每月去全区各乡走一次，医治病人，并亲自到每个病人家里去劝他们吃药；第五，我肩负全区人民的疾病治疗重任，要随时调查清楚，病重的患者介绍到城里卫生部，随时检查各家的清洁卫生。

1943年12月26日，陕甘宁边区劳动英雄及模范工作代表大会与边区生产展览会在延安开幕。崔岳瑞被选为劳模代表，并在杨家岭中央大礼堂受到中共中央领导人的热情招待。

1944 年 10 月，定边县第二届参议会第三次会议和县"群英会"合并召开，崔岳瑞被选为县民主政府委员和出席陕甘宁边区文教大会的代表。1944 年 10 月 11 日，陕甘宁边区文教工作大会在延安召开，会议将崔岳瑞作为典型，专门作了题为《三边名医崔岳瑞十余年反迷信斗争事迹》的报告。崔岳瑞走上主席台，接受了边区政府副主席李鼎铭授予他的"个人特等模范"奖。

1946 年 10 月 7 日，《解放日报》刊发李季的《卜掌村演义》时，还加了一段编者按：

崔岳瑞是陕甘宁边区的文教模范，在前年边区文教大会上得过奖，他的事迹在报上登过。

崔岳瑞是卜掌村的一个普通老百姓，因为相信共产党的道理，不信鬼神，反对迷信，才决心学医——据他亲身的经验："不会治病，是不能破除迷信的。"当他学会治百病，名声传遍方圆几十里的时候，他还找阴阳的书来研究，这样，他能无情地揭穿阴阳巫师的诡计骗术，使自己治病救人、破除迷信的工作，收获更大更快的效果。同时因为他有着为人民服务的高度热忱，所以不畏毁贬，力求进步，终能克服一切困难与阻碍，为人民服务十年如一日，成为全边区"大众共仰"的文教模范。

《卜掌村演义》就是将这段历史用说书形式叙述出来的。作者李季同志在《王贵与李香香》叙事诗中曾表现了他对人民艺术的热爱与理解，这个说书则更说明了这一点。我们刊载它，第一是因为卫生问题在今天边区仍然是一件值得注意的大事；第二是这种形式在教育与宣传方面非常有用，值得广泛采用；第三，则是崔岳瑞这个人民医师的经历，说明一个真理，即忠心耿耿，任劳任怨，在工作中不断学习及提高的人，就一定能干出成绩。他做好了一个村子的一项工作，他就是值得受人尊敬的，是无上光荣的。这值得我们在一切工作岗位上的工作者学习。

第7章

追踪"吐黄水病"

赶快预防出水病、卖扫帚病、上吐下泻病

夏天来了，苍蝇多起来，牠（它）飞来飞去，叮了大粪，又叮小米饭，人吃了就要害出水病、卖扫帚病、上吐下泻病。

天一热，渴了，有些人常常喝凉水（生水），不管是河水、泉水，没煮开的水里都有肉眼看不见的小虫，喝到肚里，也会叫人生这些病。在街上卖的凉粉、凉面，也都是用凉水做的，还有苍蝇叮过，吃了也会生这些病。在热天，吃凉的剩饭，吃馊了的饭，也会得起这些病来。

出水病（医生叫伤寒症）也是很重的，得了这病，不死也要剥层皮，要睡在病床上待几个月，痛苦就更别提了。这病是不管大人、娃娃都会得的。每年一到四、五月，这病就多起来。卖扫帚（医生叫痢疾）也是常见的一种重症，娃娃得了，就更重。这几年，娃娃们得这病死掉的是很多的。大人得了也许不至于死，但常常转成慢性的，常常犯，年年犯。老头子得了这病是常会死的。上吐下泻病（医生叫急性胃肠炎），在延安川口、柳林、丰富、河庄等区和本市东、西两区都已经发现了，而且延安县还死了很多人。娃娃得这病而死的也很多，老人得了这病，常常治不活。

这三种病都能要人命，可是预防不得这病也很容易，只要不喝凉水（生水），不吃生冷（如凉拌菜、凉粉），不吃苍蝇叮过的凉剩饭，就不会得的。同时大家如果打扫卫生，窑里窑外都是干净的，无论大人娃娃都打苍蝇，剩下的饭，用布片子盖起来，吃的时候，热一下再吃，上山掏地带着煎水去喝，那么，准不致生这三种可怕的病。

延安市北区，北郊那里，杨家湾、杜家沟、任家窑子，现在差不多都这样做了，所以这几个庄子上，没有发生这些病。在杨家岭村子里，还没有做得好，比较脏，那里就有一个娃，得了卖扫帚（拉肚子）病。

要卫生做得好，就要村长、卫生小组长积极推动，乡长、卫生委员检查得勤，要大家多解释卫生的好处，叫众人脑筋解开了，就一定做得好。如任家窑子马老婆，过去不大卫生，后来经过村长李方德、卫生小组长赵玉海的劝告，现在她进步快得多了，也打起蝇子来，又经常打扫窑里窑外了。

夏天到了，希望大家都照上面说的做，一定会减少很多病人，减少许多死人的。

——1944 年 8 月 14 日《解放日报》

1944 年年初，疫情再度袭扰陕甘宁边区。3 月 16 日的《解放日报》文章称："近几天来，在中央医院传染科里，增加了一些传染病人，其中主要的是感冒和斑疹伤寒。感冒散发在各处，如延师、边区纺织厂、解放社、行政学院、妇女合作社等。"另一篇文章称，1944 年开春后，"延安川口、柳林、金盆等区就发现传染病，近月来已蔓延至河庄、丰富等区，病势极为猖獗，从一月到现在病死者已达500人……其中有66名为妇女……如河庄区三乡新窑沟村，在4月25日，一天就病死8人。延市各区最近已死亡108人"。

延安川口区更有一种怪病发生。患者初得病时，先感到没有精神，想睡觉，几个钟头后开始腹痛、呕吐，先吐吃过的东西，后吐黄水。还有人又泻又吐的，吐黄水，也拉黄水。病人腰酸腿痛，口渴，四肢发冷，脉搏细弱，有的皮干发皱，往往一天到三天就死了。

这种病往年也有发生，大约从入冬开始发作，到端午时基本消失，因为是零星散发，没有形成大面积传染，老百姓并未太注意。比起鼠疫、伤寒、霍乱这些烈性传染病，医院也没有过多重视，甚至都不曾准确命名这一疾病，往往将其当作痢疾或急性胃肠炎，或跟着老百姓的说法，叫它"吐黄水病"。

但是，1944年这病比往年来得更凶更急，冬季开始流行，到夏天了还没有停止，死的病人也远远多于往年。川口镇下辖13个村子，大约500个居民，染病死亡者已有70余人，平均每7人中即有1人死亡，死亡率惊人。而且，这次"吐黄水病"的发病极为迅速，比如白台儿村一共有36名患者，全部在一天之内死去。在另一个叫沙家河村的地方，甚至有病例发作后 7 小时即身亡。疫魔肆虐，老百姓开始恐慌，不少人又开始去求刚经过整治、没了市场的巫神。巫神也不顶事，疫区的村民更慌了，纷纷准备搬家逃离。从防疫的角度来看，如果村民真的搬家，无疑会把疫情带到更多的地方，扩大传染范围，导致更多百姓生病。没有弄清楚病因以前，县政府一边稳定百姓的情绪，一边迅速派出防疫队下乡调查病源、救治病人。并且，县政府马上把情况上报了曾经的八路军医院、如今的国际和平医院。医院派出的内科医生徐根竹带了一个医疗小组，到疫情最重的槐树庄去调查、防治。

徐根竹是红军军医出身，一条腿在长征路上负过伤，走路不太利索，但医术非常高明，被群众称为"神医铁拐李"。他在乡下工作了两个星期，每天早出晚归，忙个不停。经过尽力救治，大部分病危群众脱离了危险。但这到底是个啥病？是什么引起的？怎么从根本上防治，预防下一次复发？仍然像一个谜团萦绕在他的心头。

和魏一斋、金茂岳、刘允中这样的名医不同，徐根竹是从红军中成长起来的"土医生"。他 10 岁便为财主放牛，12 岁做纸坊学徒。1931 年，红军队伍路过他的家乡，15 岁的徐根竹参加了红军，在连队当了司号员。他勤奋好学，作战勇敢，于1933年加入中国共产党，不久升为团部的司号长。1934年10月，徐根竹跟随红军长征，在川贵交界处的连城战役中，右脚被炸弹炸伤，造成粉碎性骨折。为了追赶部队，他用双手和双膝支撑着身躯，在山野丛林中爬行了四天。由于当时部队药品和器械奇缺，他的伤未得到及时治疗，从此右脚留下了残疾。有道是祸福相倚，对于有心人来说，出门摔一跤，也抓一把土。勤奋好学的徐根竹在医院治伤时，趁机观察医生、护士的操作，还主动帮助医护人员消毒、换药、包扎和护理伤员，竟然在病中初步掌握了一些医护知识和技术，伤愈后被医院留下，从司号长当了看护长。长征到达陕北后，徐根竹被党组织送到卫生学校学习。在一年半的学习期间，他取得了良好的成绩。1936年冬结业时，他被评为优秀学员。毕业后，他被分配到军委第一后方医院当医生。1939年春，他又进陕西鄜县张村驿卫生学校（后扩建为延安中国医科大学）高级班进修。班上多数是高中毕业或大学生，徐根竹的文化基础较差，学习吃力，但他迎难而上，以勤补拙，学习成绩名列全班第一。毕业后，他被分配到延安白求恩国际和平医院内科做主治医生。

徐根竹进入疫区，深入了解情况后，向医院报告了疫情，并把报告改写成稿件，发表在《解放日报》上：

注意防疫！延县川口三乡病死三十三人

据和平医院徐根竹报道，近日延安县川口区三乡一带，流行一种传染病，得病者死亡很快，经该院调查，发现13个村庄共500左右人中，因此病而死亡的现有33名。病是从喝冷水、吃生冷食物引起的，病发后来势凶猛，呕吐下痢，一日十数次至数十次。

徐根竹在革命队伍里成长，又有过从病人到医生的经历，所以他对老百姓的病痛感同身受。经过半个月的调查，徐根竹发现，疫区老百姓能说清楚症状，却说不清病因，对于为什么会得病，一概"解不下"。根据调查情况和老乡的描述，他画了一张详细的疾病分布图，对着这张图陷入了沉思。起初，他从症状上看怀疑这"吐黄水病"是霍乱，可是拿了病人的呕吐物、排泄物去化验，却没有找到霍乱弧菌。排除了霍乱这种烈性传染病，让大家都松了一口气，但这病的发病率和致死率却与霍乱不相上下，又让徐根竹紧张起来。如果这么持续下去，不知还要死多少人。如果不能尽快找到病因，搞不好整个川口都会感染，周围乡镇乃至延安城也要被波及。

到那时候，可就糟了。

　　分析病因，徐根竹想到的第一个原因是水。川口当地的群众习惯喝生水，吃冷食物。这一带很多地方的河水流速较慢，水底沉积污泥，甚至有些地方的河水都呈绿色（不是青山绿水那种绿，而是死水微澜那种绿），肉眼都可以看到小虫子。从"吐黄水病"的分布来看，似乎也支持了他的想法，吃河水的村子得病多、吃井水的村子得病少，河水下游的村子得病多、上游的村子得病少。既然这样，那就先从治水入手。他提出整治水源，整修水井，营造良好的饮水卫生环境，不仅可以预防"吐黄水病"，对预防其他消化道疾病也有明显效果。

　　徐根竹把他的调查结果写成文章，刊登在《解放日报》上，题目就叫《延安县川口区三乡防疫工作的报告》。

　　　延安县川口区三乡，四月里发生了急性传染病。我们接到县政府通知后，四月十八日去那里，救治病人，防止传染，调查病源，现在把我们这医疗小组的工作报道在下面：

　　　得了这病的人，跑肚、吐黄水，一天到三天就死了。去年因为出水病、出斑病、跑肚、卖扫帚病而死的，全乡就有 300 多人。瓦庄 20 多家，100 多人，死了 60 多人。因此人心惶惶，有的搬家、移庄，如老沟门全已搬光了，梁家畔已搬走大半，这是为了逃避疾病，他们没解下：如有传染病，一搬家不但躲不了病，反而要传染给别人。

三乡地方肥美，森林茂盛，只要是好劳动的人，一去那里，不两年就要丰衣足食的。不过老乡们喝水，大部分是喝马四川的沟里的山水，河水流得很慢，河底是烂泥，许多的污水，常流进河里，水是混浊的，有些地方水是绿色的，用肉眼看，已经可以看见小虫子。有少数的村庄有泉或井，但是没有很好的修，泉、井旁常有马、牛、猪粪，这比河水还干净些，所以在吃泉、井水的村庄，如沙家畔、橡树畔、陈家洼等村庄，今年还没有发生急性传染病。喝河水的村庄传染病就多。在河水上流如后雷家湾、红崖沟、跑马沟等村庄，病还少，到河水下流的村庄，发病就多了，特别是沟汊上，和水沟汇合处就更多，如冀家畔、牛田市、神庄等就是例子。由此可知，病的发生与饮水有很大的关系。

在过节和农忙的时候，老乡们最爱吃油炸糕和洋芋丝蒸面，吃后口渴，常喝凉水（生水），常是在喝了凉水一两天后就发生上吐下泻的病。

我们到了三乡后，知道这一乡因上吐下泻的病而死的人，已有48人，老乡们已感到没有办法了，他们曾烧过香，找过巫神、阴阳，人仍是没有救下。他们已开始对这些迷信表示怀疑，在看见我们来了后，就表示十分欢迎。我们看了15个这种上吐下泻的病人，大都病势很凶。初得病时，先感到没有精神，想睡觉，几个钟头后，肚子难受，痛，想吐，几个小时到一半天后，就先吐吃过的东西，后吐黄水，吐一种发苦的黏稠液体。有些泻吐的，也拉黄水，病人腰酸腿痛，口渴，四肢发冷，脉搏细弱，不规则，有的皮干发皱，一天到三天就死了。

在15个病人中，我们都打了强心针，注射了生理食盐水，并用热水温暖四肢。经过这样救治，救活了11人，其他4人，因送来得太晚，没有救活。

这是什么病呢？本来很像霍乱，但我们把病人的大便，用显微镜来检查，没有找到霍乱弧菌，所以还不能诊断作霍乱病。这病又很像食物中毒，因为有些病人吃过死牲口的肉，但又不是都吃的。而可能性最大的，还只能诊断成急性胃肠炎。这还需要大家进一步研究和探讨。

不过不管是哪一种病，得的原因，大概可以断定是因为喝凉水，吃冷东西，吃死牲口肉而得的。其中特别是喝生水，对这种病关系最大。

对这种病的治疗，我们采取强心剂，注射生理盐水的办法，是收到很大效果的。从这种治疗方法的效果上，也可以看出，急性胃肠炎的诊断，似乎是对的。

在预防方面，我们曾为老乡注射了一些伤寒霍乱混合疫苗，同时我们在县、区、乡干部的帮助下，开了几次防疫会，决定了两项办法：

一、行政上负责，建立简单的水井，没有水井的村庄，赶快打井。已有井的，把水井加以修理，井上加上边缘，加上木盖，不许去井上饮牲口。

二、家家户户的婆姨负责烧煎水，给上山的人带煎水去喝，不许喝生水，小娃也要喝煎水。

这两处办法，我们正用种种方法在推行着。

在得病死亡的人中间，看出移民多于老户，妇女和娃娃多于壮年男子，这恐怕与身体的抵抗力有关。

在推行防疫工作中，不断地做宣传教育工作是很重要的。做宣教工作最好经过积极分子来推行，如在和平医院开过刀的刘世明，他口口声声说科学医病的好处，叫大家相信，的确起了很大的作用。宣传时我们举了很多实际例子，如沙家畔村，因讲卫生，不吃生水，所以没有人得病。崔家喜得了这病后，请巫神，跳神打鬼，打了钢针，三天里仍是死了，而他婆姨几天后也病了，我们给她打针吃药，却好了。

经过我们这次防疫工作，老乡们已初步地看出防病的重要，知道治病要找医生，巫神是没有用的。我们应该趁此机会，使用一切力量来使老乡们接受科学医药卫生的道理。

但是，只找到水的原因，好像还不足以说明病因。因为有些地处水源上游的村子、饮用井水的村子也有病例发生。而且，这种多点同时暴发的模式，也不太符合急性胃肠炎的发病规律。

那么，会不会是肉？当地太穷了，很多人家死了牲口舍不得丢，会留下来当食物。如果肉放得太久发生腐烂，吃下去就会导致急性胃肠炎。徐根竹又把调查方向转到当地老乡的食物。这时，徐根竹的援军赶到了，他的母校——中国医科大学也派出医疗队来到疫区，带队的是学校的教育长、微生物系主任曲正。当年边区的医务工作者一般都身兼数职，既当医生，又当教员，同时还搞科研，一个人顶好几个人用。如白求恩国际和平医院的技术骨干鲁之俊、黄树则、谭壮、李亭植等，同时兼任中国医科大学的教员。医科大学的教员也经常带领学员到附属医院出诊，或参加医疗队进行临床实习，为群众治疗疾病。他们在互动交流中不仅丰富了临床经验，也提高了教学质量。

中国医科大学是中国共产党创建最早的医科院校，是红军的"亲生子"。它的前身是1931年11月在瑞金成立的中国工农红军军医学校。1932年10月，更名为中国工农红军卫生学校。1934年10月，中央红军开始长征。卫生学校跟随中央纵队行动，在长征途中除了打仗、治疗伤员，还坚持办学。到达陕北后，学校就驻在张村驿办学。1940年3月迁到延安，同年9月经毛泽东提议，正式更名为中国医科大学。在办学的同时服务于边区的普通群众。1940年，《新中华报》曾报道表扬："八路军卫生学校，自迁延安后，对延安附近的卫生工作，有很大的推动，近因该校附近居民卫生甚差，常引起疾病的发生，为此卫校特设立门诊所，专为附近居民治病，并对居民加以卫生教育，使之注意日常生活的清洁卫生。附近居民因卫校的督促，环境卫生已大有改善。"1941年，红军卫生学校十四期，同时也是更名后的中国医科大学第一期学员毕业，毛泽东专门题词"救死扶伤，实行革命的人道主义"。这一题词后来成为新中国医疗卫生事业的宗旨。

话题回到这次疫情调查。曲正和徐根竹探讨后，提出了一个疑问：吃过腐肉固然容易发病，但这次发病的很多人并没有吃过肉。在边区，吃肉是件不容易的事——哪怕是死牲口肉。

那么，会不会是百姓的食物遭到了某种污染？既然症状是胃肠疾病，徐根竹的注意力就仍然放在食物方面。他向曲正提出自己的看法，曲正也怀疑很可能是微生物的毒素进入了食物。进一步调查后，他们发现事情没那么简单：川口的各个村子都是自给自足，很少从外界购入食物。如果是食物污染，那么是什么食物，能在那么多村子彼此独立地、同时遭到同样的污染？

徐根竹又提出：是不是某一种老百姓常吃的食物，在加工过程中出了问题？他知道农村的卫生观念差，很多加工食物的方法不科学。不同村子的食物来源虽然不同，但是加工方式一定相近。也许就在这个过程中，出现了污染。曲正认为有道理，但究竟是不是，最终要检验了才知道。于是，徐根竹和曲正采集了一批食物样本，连夜送回延安，请边区医院院长马荔检验。边区医院有一台显微镜和几个培养皿，当时堪称是"豪华先进"的实验室设备。他检验了食物样本之后，意外地找到了一种微生物——肉毒杆菌。这似乎又印证了徐根竹的第二个猜测，莫非真的与肉有关？

可是找到肉毒杆菌的载体，却和肉八竿子打不着。它是在腌菜里发现的——就是后世那种"老坛酸菜"。当年在缺少青菜的陕北，农民家家户户都要腌菜，腌菜的方法是头年秋天把菜放进大缸里用盐渍上，压一块大石头。经冬之后，第二年再拿出来吃。马荔正是在腌菜上找到了肉毒杆菌的踪迹。实际上，这肉毒杆菌的名字有个肉字，却并不是只存在于腐肉之中，它是一种生长在缺氧环境下的细菌，称为厌氧菌，多见于罐头食品及密封腌渍的食物中，同时也广泛分布于土壤、海洋湖泊沉积物和家畜的粪便中。肉毒杆菌在繁殖过程中会分泌肉毒毒素，是毒性最强的细菌之一。

从毒理上讲，肉毒毒素主要是通过与外周神经系统运动神经元突触前膜受体结合，作用并切割神经细胞中的特异性底物蛋白，阻止神经介质——乙酰胆碱的释放，引起全身肌肉松弛性麻痹。这是书上的说法，有些过于专业，我们只需要知道，肉毒毒素可以引起肌肉麻痹，呼吸肌麻痹，人就没法喘气，喘不上气来，很快就会死。这次"吐黄水病"的很多患者就是这样死掉的。

后来，军队将这种毒素用于生化武器。中毒后，人的神经系统遭到破坏，会出现眼睑下垂、复视、斜视、吞咽困难、头晕、呼吸困难和肌肉乏力等症状，严重者可因呼吸麻痹而死亡。当年"吐黄水病"的患者，便多有上述症状。

看来，就是它了。大部分"吐黄水病"的患者曾出现过眼睑下垂的症状，这正是肉毒杆菌中毒的特征。肉毒杆菌的生命力很顽强，能在煮沸状态下存活 3 ~ 4 个小时。当地人吃腌菜往往喜欢生冷食用，或简单蒸煮，很难防住这种污染。真凶找到了，那么，只要教育群众少吃或者不吃腌菜，吃的时候加热蒸透，发病率就会下降。对于医生们来说，研究到这个份儿上，就已经功德圆满了。但徐根竹仍不满足，他还有一个疑问：为什么有些村子"吐黄水病"的情况非常严重，有些村子却没事，明明他们都吃同一种腌菜——难道肉毒杆菌只是污染了一部分腌菜？如果是这样，那么它是通过什么途径污染的？究竟哪一部分容易受到污染？

这时，川口这边的疫情已稍平息，徐根竹便被派往其他疫区。临行前，他把自己手绘的那张川口疫情地图交给马荔，叮嘱马荔一定要把这件事搞清楚。

马荔也是个极为负责的人，他对着地图，深入乡村，反复地研究了许久，直到有一天突然眼前灵光一闪，第三个原因出现了——风。

他在研读报告时忽然注意到一个细节：当地老百姓讲，这个"吐黄水病"存在好多年了，开春暴发，端午即消。马荔很好奇，为什么这病和时令的关系如此密切？于是，他决定实地走访，前往川口做了一个多星期的调研。陕北的风沙很大，马荔返回延安时，已经被吹得满身黄沙。正是这大风沙，让他找到了最后的病因。"吐黄水病"的谜，终于被解开了。

川口是典型的黄土高原丘陵沟壑区，以山地为主。村子随地势分布，有高有低，最高的海拔有 1200 米。马荔实地走访各个村子之后，结合徐根竹的地图发现了这"吐黄水病"的一个发病特点：凡是处于上风口的村子，"吐黄水病"就发作得厉害；凡是在背风口的村子，发病就少。

而肉毒杆菌这种细菌，会以芽孢的形式广泛存在于土壤中，在干燥环境中可存活 30 年以上。说陕北"一年一场风，从春刮到冬"是有些夸张了，但大风从冬季持续到农历五月却是常有的事。黄土中的肉毒杆菌芽孢，就这样被大风带进上风口的村子，落进腌菜缸中。陕北腌菜的时候，不盖盖子，缸上面只压着一块大石头，极易被污染。腌菜缸是肉毒杆菌最喜欢的环境，一落地即开始生长繁殖。恰好这个季节没有新鲜的蔬菜，村民只能大量食用腌菜，而吃到污染菜之后，便会发病。到了端午之后，风沙小了，新鲜蔬菜陆续上市，腌菜吃得少了，发病率自然就下去了。马荔收集了一批川口的土壤样本，果然在其中检验出了大量肉毒杆菌。

马荔把这个发现报告给了防疫总委员会，也通知了徐根竹。徐根竹循着这个思路进一步调查发现，扬尘所带来的肉毒杆菌芽孢，不仅会污染腌菜，还会污染水源。这样，经过徐根竹、曲正、马荔三个人的"接力调查"，"吐黄水病"的元凶肉毒杆菌被找到了，传播途径也找到了——其实是通过风、水、腌菜三个途径感染病人，引发流行传染。

防疫总委员会迅速作出指示，要求各地对症下药，切断"吐黄水病"的污染环节，一场大疫就此消弭。而在此后，"吐黄水病"很少再有大规模暴发，悄然退出了威胁陕北人民生命安全的烈疫之列。

后来，徐根竹被命名为"模范医生"，出席了1944年中共中央西北局和陕甘宁边区政府召开的英模大会。在当年的延安年度卫生表彰大会上，川口区10多个农民拎着鸡鸭、牵着猪羊闯入会场，找到徐根竹要感谢救命之恩，一时传为佳话。

第8章

中西医结合的延安实践

> 我不懂中医，也不懂西医，不管是中医还是西医，
> 作用都是要治好病……能把娃娃养大，把生病的人治好，
> 中医我们奖励，西医我们也奖励。
>
> ——毛泽东《在延安大学开学典礼上的讲话》

陕甘宁边区在防疫实践中，一直在探索一个问题：中医和西医如何才能更好地结合起来，更好地发挥合力？在20世纪30年代，国统区那里的中医和西医曾经闹得势同水火；在20世纪40年代的延安，中医和西医之间也曾经各执一词。即使到现在，中医和西医也不是没有矛盾。

晚清时期，西方医学输入中国后，逐渐占据医界主流位置。清末民初，西方医学作为"新学"重要科目被纳入新式教育体制后，西医更是迅速发展，势力不断扩大，并且与中医形成了对峙与冲突。在西医界，称中医为"旧医"，自己是"新医"，将中西医之争视为"新旧之争"、先进与落后之争；而在中医界，则称自己为"国医"，称西医为西医，将中西医之争视为"中西之争"、"国本"之争。西医和中医形成了严重对立。一方面，强势的西医认为中医不是科学，发起了"废除中医"运动；另一方面，人数众多的中医坚决反对西医的管理模式，说以西医的方式管理中医，就像由神父、牧师管理和尚、道士一样荒唐。

再说回延安。1944年年初，延安郊区传染病疫情卷土重来，从延安东南方向的川口、柳林、金盆等地农村，逐渐蔓延至河庄、丰富等地，病势极为猖獗。《解放日报》报道："川口从一月到现在病死者已达500人，其中约有半数为最近半月中得病死亡的。"延安市也出现疫情，5月底"因疫病而死亡者242人，牲畜的死亡量也很大，猪、马、牛、羊死去将近700头"。5个月的时间里，疫情导致延安县和延安市死亡人数总计742人。而在这个时候，边区的中医和西医还在各自为战。医生方面是中医多西医少，只有部队、机关有少数西医，农村只有中医，合计约有 1000 人。药品方面是中药多而西药少，此外就都是巫神的势力范围。在共产党的领导下，中西医虽不至于严重冲突，但也或多或少地存在成见，由于理念不同，中医和西医互不团结，彼此看不起。一些西医认为中国传统医学不太管用，看病时就是把把脉，说一些"玄玄乎乎"的道理，随便喝点叫不上名字的草药就行了，对中医持否定的态度。一些中医认为西医治病动辄刀剪伺候，不懂望闻问切，只知道切，哪里有病切哪里，不是治本之策。西医为主的医院对中医比较排斥和拒绝，甚至有人去了中医看病，再去西医那儿，如果被知道了，医生也拒绝开药。有些中医则对病人要求，停了西药再来求诊。中西医之间的隔阂与对立，最终却是便宜了巫医。

毛泽东了解到这种情况后，很是忧心，他说："陕甘宁边区的人畜死亡率都很高，许多人民还相信巫神。在这种情形之下，仅仅依靠新医是不可能解决问题的……新医……如果不联合边区现有的一千多个旧医和旧式兽医，并帮助他们进步，那就是实际上帮助巫神，实际上忍心看着大批人畜的死亡。"毛泽东曾就中西医问题征询边区政府副主席、著名中医李鼎铭先生的意见："现在延安有些西医看不起中医，你看边区的医药事业应如何发展？"李鼎铭说："中西医各有长处，只有团结起来才能求得进步。"毛泽东说:"你这个办法好,以后中西医一定要结合起来。"李鼎铭的这一建议,在毛泽东那里看得和"精兵简政"一样重要。1944年5月24日,毛泽东在延安大学开学典礼上的讲话中说:"我们边区政府的副主席李鼎铭同志是中医,还有些人学的是西医,这两种医生历来就不大讲统一战线。我们大家来研究一下,到底要不要讲统一战线?我不懂中医,也不懂西医,不管是中医还是西医,作用都是要治好病……能把娃娃养大,把生病的人治好,中医我们奖励,西医我们也奖励。我们提出这样的口号:这两种医生要合作。"

在疫情面前,洋枪要使,土枪也要上。陕甘宁边区提出了"西医中国化,中医科学化,中西医相结合"的防疫方针,以西医为主体的医疗机构,团结中医能手,将西医防治措施与中医诊治、中药汤剂相结合,综合施策,群防群治,并推动中西医团结合作。《解放日报》发表社论说:"西医中医虽然在病理、诊断、疗法等方面有不同的学说,而且西医是更为进步的,中医是更为人多的,但这两者都有利于病人之生,不利于病人之死。这是医生与巫神的根本的重大区别,所以应当团结起来,互相帮助。"边区民政厅副厅长李景林说:"现在中西医在医病的方法上好像不一致,但基本上都是瞄准着一个共同敌人——细菌。"

　　虽然西医的理念比较先进，疗效好，但是在缺医少药的环境下，还需要依靠中医发挥作用。对此，很多长征过来的红军将士都深有体会。耿飚在长征途中，率部突破第三道封锁线，打到天堂圩时，突然疟疾发作，几乎不能走路。当地一位老中医看到红军战士病成那样还坚持行军打仗，很是感动，不仅为患病的战士熬了中药汤、为伤员敷了接骨生肌的药膏，还给耿飚仔细地把脉配药。老中医见他病重，部队又要马上出发，便毅然将家传秘方抄送给他，并嘱他："此药服下之后，七毒入血，恐有脱发之险，列祖传下话来，不可轻用。"耿飚说："我只要能上阵打仗，管不得许多了。"那位老中医仍然认真地说："脱发乃毁容大忌，若因此连累你找不到堂客，可是断人香火的罪过哟！"耿飚大笑："只要干革命，没有堂客也行！"部队出发前，老中医将精心调整过的药方交与他，信任地说："此方到你为止，不可再传。"看到老中医把视若生命的秘方交给红军，耿飚十分感动，答应一定照办。后来，他在回忆录中感慨道："我们革命事业的胜利，有着多少人民群众的心血啊。"因为戎马倥偬，耿飚到达贵州黎平时才把药配齐，主要成分是斑蝥，去掉头足，以桂圆肉赋型。耿飚只吃了一丸，严重的疟疾就基本消除。他尊重老中医的意愿，一直没有公布具体的配方。洪学智在回忆中也提到，川陕根据地战斗中，他得了严重的伤寒，上吐下泻，头发都掉光了。红四军卫生部虽然给他吃了不少药，又打了几十针，但就是退不了烧，眼看危在旦夕。看到这样子，他的一位警卫员十分伤心，以为他活不过来了，悲伤之下竟然举枪自杀。徐向前、陈再道等人十分着急，带他找到当地的一位老中医。那老中医见是红军，不仅给他开方，还跑到山里找药材，又亲自煮药喂他服下，过了十几天，终于把他从死亡线上拉了回来。

中医药学凝聚着深邃的哲学智慧，也体现着中华民族的健康理念、实践经验。例如，强调人与自然是相互联系、不可分割的统一体，认为"人与天地相参也，与日月相应也"，"一体之盈虚消息，皆通于天地，应于物类"；强调和谐对健康的重要作用，认为"能以中和养其身者，其寿极命"；强调生活方式与健康的关系，认为"无事以当贵""早寝以当富""安步以当车""晚食以当肉""夫寝处不时，饮食不节，逸劳过度者，疾共杀之"；强调以德养生，认为"善养生者，当以德行为主，而以调养为佐"，如此等等。中医在长期的实践中，形成了自己独特的医理，也积累了丰富的经验。中医经典《黄帝内经》中有完整的疫病防治思想，包括"五运六气"致病观、"正气存内，邪不可干"的防疫观和"不治已病治未病"的防治观等。

对于瘟疫，中医也早有大量的研究。东汉末年，名医张仲景的传世名著《伤寒杂病论》就是在瘟疫中写就的。当时，张仲景宗族原本有200多人，10年间死亡了三分之二，其中因伤寒疫病死去的占七成。张仲景在积极救疫的同时，写成了《伤寒杂病论》，细致辨别患伤寒者不同阶段的症状变化，提出相应的治法，成为中医辨证论治的典范之作。1232年，蒙古军队围攻汴京，金兵死守数月，发生大疫。当时的名医李杲创制"普济消毒饮"救人无数，人们将药方刻在石碑上广为流传。明清时期，中医出现了许多救疫名方，如吴又可的达原饮、叶天士与吴鞠通的银翘散、余师愚的清瘟败毒饮、杨栗山的升降散和王清任创制的解毒活血汤等，都是在实践中总结出来的。1893—1894年，华南地区鼠疫大流行，高州中医罗汝兰亲入疫区，反复观察病情，最后选用解毒活血汤加减，采用特殊给药法，形成了有效治法。他将成功的经验写入《鼠疫汇编》一书，各地医生仿效应用，救治了无数百姓。更不用说，新中国成立后，中国中医科学院首席研究员屠呦呦从大量中医古籍中筛选出青蒿作为抗疟首选药物，并发现青蒿有效部位乙醚提取物，提取出青蒿素，拯救了全世界数百万人的生命，于 2015 年获得诺贝尔生理学或医学奖。

但是应该承认，中医也有自己的不足，从理论到药物，很多无法纳入现代科学的验证体系。以张仲景"医圣"之尊，依然救不了族人；罗汝兰即使探索出有效治法，仍无法阻止鼠疫流行。也就是说，在传染病防治方面，中医需要吸收新知，需要和西医相结合。1924 年，山西发生鼠疫，山西中医改进研究会选派"中医并能晓西医治法及针法"的 3 名医生前去主持防疫。他们中西医结合，及时控制了疫情，事后编制了分别列明中医、西医治疗情况的详细报告。这些工作证明，中西医协同显然更有价值。

在中西医结合的方针指导下，在延安防疫工作中，中医和西医精诚合作，收到了良好的效果。李鼎铭邀请延安中医名家毕光斗等人一起研究疫情。毕光斗是延安人，清末秀才，30 岁始修中医，对张仲景的《伤寒杂病论》研究最深。他诊断透彻，下药准确，重医德，从不计较诊费。从中医病理诊治立场出发，经过研究和验证，众人对疫情作出判断，因时因地因人制宜，确定了针对此次疫情的中医药方，再经防疫总委员会委员讨论同意，作为医疗救治方法。实践证明，中医药方在救治传染病疫情上效果显著。据中国医科大学医疗队统计，"在川口区三乡，未经治疗的病人死亡率占 98%，而经过医疗者却只死去 20%"。

　　实践让中医和西医都认识到了双方结合的力量。经过实践，双方都认识到，中西医不应该是对手而应该是队友。边区政府卫生处处长欧阳竞说："由于过去几千年长期的封建统治，使国医同其他科学一样，不能长足进展，但正由于有这样悠久的历史，曾积累了丰富的经验，这点我们不能完全把它抹杀，相反的要承继祖先的遗产，扬弃它，改进它。这就需要我们有组织地进行研究，使它向着进步的科学化的方向前进。"边区中医名家裴慈云看到中西医携手防疫的战果后，颇为感慨地说："中西医不应相互指责其缺点，而主要的是如何取长补短，通力合作，才能达到减少疾病死亡与增进人民健康之目的，把边区的卫生建设事业大大地推进一步。"徐特立也说："由于西药的缺乏和西医的人数太少，加之人类的先天体质还有民族和地方的习惯性，中医和中药就有它必然存在的条件。西医有读中医医案的必要，经过中医的经验，去发现新的药物。中西医合作，以解决目前的困难问题，并创造新的药物。中医有几千年的历史，具有广大的群众基础，在治疗工作上经验丰富，实际上也的确能治好不少病症，尤其在药物方面，有许多值得研究的东西，只是我们还没有系统地研究出来罢了。不论是中医或是西医，都应该担负起来这种研究责任。中医要学习西医的诊断、生理病理的知识、消毒的办法和利用简易西药，西医也要研究中医的处方、针灸方法和中药。"

1944年春，定边城区发生了白喉瘟疫，流行甚快，威胁到30万缺医少药的三边人民的生命健康。在三边警备区卫生部部长王照新的建议下，中西医结合再一次发挥了作用。三边分区专署召集中西医生座谈，希望交换经验，得出治病良方。大家一致认为中西医必须合作，才能增强医药工作力量，于是就提出组织医药研究会，"参加的有中药铺11家，有驻军卫生部和医院、地方的治疗所，共有西医11人、中医9人、兽医6人、外科3人、接产妇3人"。委员们纷纷捐献秘方，创办种牛痘新法，同时发动群众挖土产药材，自制药物，利用一切有利的条件治病救人。经过辛苦努力，警备三旅卫生部和中西医药合作研究会克服医生、药材、资金等严重匮乏的困难，以"自力更生，艰苦奋斗"的延安精神制服了白喉。

在共同防控疫情的过程中，西医和中医越来越紧密地结合起来了。慢慢地，边区医院里开始设置中医、中药，民间的药社里开设了西医门诊，出售西药，出现了中西医互相尊重、互相学习、团结合作的新局面。在延安市大众卫生合作社，中西医相互研究医术，中医以手脉经验及自身所用单方告诉西医，西医则教中医使用听诊器，及讲解生理卫生常识，切磋互助。在结合的进程中，双方都认识到对方的优势和长处，开始打破门户之见，互相借鉴促进。傅连暲在答《解放日报》记者问时说："关于如何配合中医，本处号召所有卫生干部打破宗派主义的观点，很好地配合中医，研究中医中药，去其不科学的部分，采用其科学的有效的治疗部分，以至帮助他们进行改造，特别是现在卫生干部不够用，而中医在乡村中还有相当大的数目，加之边区药品器材的缺乏，所以很需要这样做。"

《解放日报》还刊登了李鼎铭的主张："中医改良应该从整理庞杂的医书，研究过去的经验；增加国家的治疗设备，采取西医的护士制度；研究和提炼中药，炮制各种特效的丸散膏丹以提高国医的功效等方面入手。"李鼎铭号召大家，"打破过去成见，亲密团结，共同为边区人民服务，并争取实现'中医科学化，西医中国化'之号召"。他亲自号召中医公开各自的秘方，在《解放日报》以答记者问的方式呼吁："因为大家都是为着一个真理而工作，那就是为人民服务……最好的办法还是大家在一起，各献所长……把各自的经验技术毫无保留、开诚布公地讲出来。"在他的号召下，许多中医打破了几千年保守的做法，将自己的家传秘方讲了出来，如治夜盲眼、腹痛、心痛、花柳等病的特效方就有十多种。华池县有位黄大夫，一次公开了治疗接骨、无名肿毒、小儿麻痹的多个秘方，供大家讨论研究。李鼎铭将这些秘方交由政府汇集付印，分发各地采用。实践证明，很多药方疗效显著。例如，患有肺结核的魏善钊用西药治疗半年未好，服中药11剂痊愈；徐特立夫人曾患乳结核久治不愈，服中药（七叶一枝花）就好了。这也使西医进一步信服了中药的效能，选择了向中医学习。

1945年3月，边区成立中西药研究会，号召中西医团结起来，得到各方医务人员的热烈拥护。据1945年9月13日的《解放日报》报道：延县姚店区（今姚店镇）举办第三次中西药研究会，到场的中西医互相交流了经验。中医刘振芳同志反省说："我过去看不起西医很不对，现在还学会了西医的洗肠排尿法。"事实证明，中西医互相团结，互相学习，推动了边区医药事业的进步。

任作田是近代针灸名家，有丰富的临床经验，1931年九一八事变后来到延安，创立民办公助的延安针灸疗病所，依靠传统针灸疗法，治疗各种疾病和疑难杂症，临床治愈率在80%以上。党中央、边区和军队的很多领导人都在他这里治愈了多年的痼疾。1944 年 10 月，任作田先生自愿把他 30 多年的针灸行医经验贡献出来，希望西医界深入研究中医针灸治病的理论。来自前方野战部队的一些西医医生主动拜任作田为师，时任延安和平医院院长鲁之俊、时任中央军委卫生部门诊主任朱琏当场报名，跟随任作田先生学习针灸，在门诊用针灸术为军民治病。

鲁之俊，1933 年毕业于北平陆军军医学校医科，曾任广西军医院军医、广东军医总院主任军医。1939 年到延安后，历任八路军总医院医务主任、院长，延安白求恩国际和平医院院长兼外科主任，延安中国医科大学教授。朱琏，1931 年毕业于苏州志华产科学校。1937 年任 129 师卫生部副部长兼野战医院院长。1939 年冬入延安马列学院学习，后任延安中国医科大学副院长。两人都是"根正苗红"的正宗西医，他俩与任作田合作，对 80 例患者进行了临床观察，包括半身麻痹、顽固痒疹、肺结核盗汗、急慢性胃炎、眼结膜炎、咽喉炎、风湿性关节炎等病症，涉及内科、外科、妇科、儿科、五官科等多个西医门类，都获得显著的疗效。经过中西医比照研究，他们认为"针灸方法有刺激血液环境、增加白血球（白细胞）、兴奋神经机能、增强新陈代谢的作用，使疾病消除，与苏联发现的神经系治疗方法，在理论上有共同之处"。

1945 年 4 月，鲁之俊在任作田针灸疗病所学习针灸 14 天，抄录了任先生编写的《针灸教学大纲》部分内容和一张人体经络腧穴图，返院后，当即在国际和平医院开设针灸实验门诊室，接诊当地患者，在延安药品十分缺乏的条件下，发挥了重要作用。在大量研究实践的基础上，鲁之俊撰文确认："针灸是一种刺激神经的治疗法"，并援引苏联科学研究所创立的"神经病理"学说，"证明神经功能与疾病是有重要关系的"。文中指出："根据药针书的记载，可以治 102 种疾病，差不多内科病都包括在内；并且，有不少急性传染病据经验也有效。现在我对这只是做了初步的试验，至于更广的应用范围和效力的确定，理论上进一步的说明，技术操作等，还需要我们医务界同志以更大的努力进行钻研；需要我们虚心的，以十分重视和诚恳的态度向中医们学习。"1945 年 7 月 2 日的《解放日报》报道："在隆重纪念中国共产党诞生 24 周年之际，陕甘宁边区政府特别授予中西医合作攻关、积极努力、研究针灸成绩卓著的延安针灸疗病所所长、名老中医任作田和国际和平医院院长、著名外科专家鲁之俊'中西医合作模范医生'的光荣称号。"

1944 年，在陕甘宁边区文教大会上，李富春讲话指出："中西医合作团结与改造中医以共同进行卫生建设的方针，不仅适用于边区与现在，而且适用于全国与将来。"林伯渠也在讲话中说："中西医合作之后可以交流经验，使中医的经验与西医的科学方法相结合，而能创造新的医理和医术，对中国将来的医药建设亦有重大意义。"

面对疫情，陕甘宁边区中西医团结防疫，并在防疫之中增进团结，推动中西医结合，使疫情得到了有效控制。当年延安创造的中西医结合方针一直流传至今，方兴未艾。

第9章

传染病阻击战

救死扶伤，实行革命的人道主义。

——毛泽东为中国医科大学毕业生题词

众所周知，传染病流行有三个因素：传染源、传播途径和易感人群。防控疫情也是从这三方面入手，隔离传染源，切断传播途径，控制易感人群。

早在江西苏区的时候，苏维埃政府就颁布过一系列关于传染病防治的法令和措施。即使在长征途中，红军的军医也没有停止给沿途百姓诊治疾病。如今的遵义城里有一座铜像，纪念的就是当年为救治百姓而牺牲的一位红军女医生，至今

"香火"甚旺。群众的健康，共产党一直放在心上，念兹在兹。同时，共产党更有丰富的战斗经验。如果说防疫就像战斗的话，那么控制疫情的三招显然就是"围点打援"，这可是红军、八路军惯用的战术——隔离已经生病的病人，可谓之"围点"；切断传播途径，控制易感人群，防止疫情扩散，谓之"打援"。

当年的延安，在与传染病疫情的斗争中逐步总结经验，建立起一套行之有效的防控传染病的预警机制和应急机制，包括事前的接种预防制度、预警制度，事发时的疫情报告制度、隔离制度，以及治疗中的发热门诊制度，还有防控时期的生活保障制度等。

第一是组织领导体系。

防疫要有一个领导机构，就是前文所述的陕甘宁边区防疫总委员会。委员会成立之后，制定了一系列法令和政策。1942年前后，边区政府先后颁布了《陕甘宁边区卫生行政系统大纲》《陕甘宁边区防疫委员会组织条例》《预防管理传染病条例》《环境清洁扫除规定》等法规条例。此外还针对某一时期、某些地区、某种疾病疫情制定了一些具体的指导意见和规定，如《为规定处置急性发热病人办法的通知》《为防止急性呼吸系传染病的通知》等，对疫施防、对症施治，具有很强的指导性和针对性。

第二是疫情报告制度。

及时上报疫情是卫生防疫工作的基本要求，也是第一道关口，疫情报告和作战情报一样重要。早在苏区时期，共产党和苏维埃政府就颁布了防疫条例，要求及时上报疫情。"发现了传染病就要向上级及（邻）区报告，报告应写明病状、病名等项。"到了延安时期，这一套机制更为成熟。

为了有效防止疫情蔓延，陕甘宁边区严格要求医务人员、行政人员以及机关负责人，发现传染病人后应立即向边区防疫总委员会报告，不得迟报、漏报、瞒报。在防疫中，除个别地区由于确诊困难、通信落后而难以当即报告外，均未有漏报与瞒报事件发生。干部都把老百姓的事当作大事放在心上，况且当年的疫情报告也并未与干部的职位挂钩，自然没有瞒报的动机，更何况当年干部头上的那顶"乌纱"帽，除多一份为百姓服务的责任之外，也没有那么大的"含金量"。

防疫总委员会收到报告后，会立即派人前往疫区，采取隔离、消毒、检疫等手段控制疫情。今天看来，这些规定都讲得很通俗、很具体、很接地气。例如，对于疫情报告制度是这样说的：

凡边区内各医疗机关（医院、休养所、门诊部、医务所等）及医务人员，遇有上列传染病发生时，均应按照陕甘宁边区防疫委员会所规定之传染病报告表各项详为登记，对于第一类传染病患者或死亡者于诊断后，即时用最迅速方法（电报、电话、快信）报告边区防疫委员会，当地政府及当地防疫分会，并须说列患者症状。

凡村长、乡长、区长、县长、专员及其他行政人员在所辖区域或机关、学校内遇有上述传染病发生时，除应迅速报告边区防疫委员会及其分会外，并应依照本《规则》施行初步管理。

直截了当，没有半句套话。

第三是统计调查机制。

为了对疫情做到"心中有数"，边区政府在强调报告制度的同时，要求各地认真开展防疫统计工作。防疫总委员会特别印制了传染病报告卡片，分发各分会、支会，由相关单位负责对本单位和地区的传染病例进行统计。通过统计可以分析预测疫病流行的趋势，指导防疫。1942 年 7 月底，防疫总委员会根据中央医院及白求恩国际和平医院报告的传染病例

（包括病种、病情、入院数、治愈率等）分析，判断认为近一个月来，"延安传染病仍以伤寒、赤痢病人为多，且伤寒似有上升之势，发病地区甚为广泛，以边师、边区党校及文化沟等地发病较多"。根据分析判断结果，防疫总委员会分别致电这些单位，让他们注意提醒群众不喝生水，早期隔离患者，注意环境清洁，以免疫病蔓延。相关单位接电后，在防疫总委员会的指导下积极行动，采取有效措施，防止了疫情的进一步扩大。

在做好统计的同时，防疫总委员会还尽最大努力对染疫患者进行详细的调查，包括病人去过什么地方、在哪里染的病、接触过什么人，以便尽快隔离、布控和施治。后世把这种做法叫"流调"——流行病学调查。有一份堪称经典的"流调报告"，说的是前文曾提到的河曲县那次鼠疫事件，以通讯的形式刊登在 1942 年 7 月 30 日的《解放日报》上，标题为《鼠疫在河曲》。

该病去年底发现在绥远五原。至 1942 年 2 月初，即在府谷之北百多里之桥头尖一带猖獗流行，居民因染病死亡极惨。该地某国防军，竟有一连人因染病而只余六人。居民恐慌，尸体无人掩埋。于是河曲一乞丐流河至河西掩埋尸体，每掩埋一具尸体可得十块白洋。当时河西该病又扩大传染，死亡日众，该乞丐亦畏惧，复渡回河东，就是这样将这病带过来了。

当河西该病流行猖獗之际，河东居民亦恐慌异常，河曲之下营堡村（疑为下团堡之误，下同）请神降佛，由王存石主持香火大会，祈神保佑避免瘟疫。黄河流亦停摆渡。而该乞丐却于2月1日偷渡黄河，先至下营堡村。下营堡即是河曲鼠疫流行的枢纽，向邻村散布。当时该乞丐到了下营堡，即去见了王存石，即叫他到打鼓的那里去帮忙，这是2月1号的事。2号，乞丐即离开下营堡而去蒲路（离下营堡半里路），死在蒲路何秃子家。3号，王存石亦发病，翌日即死，接着其全家死绝。3号，何家亦发病，翌日即死，全家9口人死了8口。在下营堡打鼓的原是上合会（距下营堡五里路）的人，3号回家即死，其子亦继之而死。蒲路何秃子在家未发病前，至樊家沟（距蒲路五六里）看望其姐，何之妻先发病于其姐家，其姐将何氏送回其家，何秃子即死，其姐回至樊家沟，亦死。巡镇之韩同高因得钱掩埋樊家沟之尸体，发病而死，其妻亦随之而死。

122

自 2 月 1 号至 17 号，在河曲县五个村庄发病，
其死亡数如下：

下营堡：死亡 5 个（全家死绝）；

蒲路：死亡 9 个（一家及乞丐在内）；

樊家沟：死亡 2 个（姊弟）；

上合会：死亡 2 个（夫妻）；

其他：死亡 2 个（韩同高夫妻），

共计死亡 20 个。

这份"流调报告"，有具体时间、地点、姓名、人物关
系、活动轨迹，在当时的条件下，算是相当详尽了。可以想
象，当年的防疫人员为此费了多大的力气。

第四是病患隔离制度。

对疫病患者采取必要的隔离，是阻断疫情扩散最有效的
措施，特别是在当年疫苗没有普及的情况下，隔离可以最大
限度地控制疫情，保护群众。边区政府有关法令规定：

"发现瘟疫时须将病人安置另窑居住，严格与好

人隔离，禁止与好人公用饮食器具，病人用后的器

具，须消毒后方可使用（开水煮或石灰泡）。

"病人一切排泄物，须深坑掩埋，不得随意乱倒；发生瘟疫的村庄区域，须立刻通知邻村及附近机关预防，停止与他村来往，至传疫病消灭三星期后，恢复原状。

"发现传染病时，须立刻报告当地政府，转报上级并速送医院检查治疗。

"各级政府接到发生传染病的报告，须立刻进行一切紧张预防布置，必要时可严令断绝交通，封锁病区。"

"遇第一类传染病发生，得及时限期断绝发病区域之交通，施行病人隔离等，病人应即送医院，无医院设备处，必要时得由防疫会协同地方设立隔离医院。"

上文中的"好人"是指健康人群的意思，并不是歧视病人，把他们当作"坏人"。1942年1月19日，《解放日报》刊登文章，对于如何隔离和治疗发热病人也作了说明：

（一）调查注意早期发现发热病人，及时送医院隔离。

（二）将患者隔离于无虱之室内，所有医护人员，均应着防虱衣。

（三）检疫曾经接近病人者，于末次接触患者之后，应隔离十四日，同时将其身上衣物和床褥的虱子及其卵全行扑灭之！

一遇小儿发热、腹泻，即时与其他小儿隔离，停止或减少他日常的食物，多给开水喝。他的大小便要铺撒上石灰，尿布要用开水煮过消毒，并及时来中央医院小儿科，照规则挂号门诊。

凡有发热的、泻肚的、拉痢的病人马上隔离。重者早日送中央医院。病人如是伙夫或烧水的，应立时停止工作。

当时的报纸是指导工作的重要手段。党和政府的许多政策、文件、通知、规定等都是刊登在报纸上。1942年9月9日，西北局作出《关于〈解放日报〉工作问题的决定》，宣布《解放日报》是中共中央机关报，同时又是西北局的机关报，要求各级党委对其刊登的中共中央、西北局和边区政府的指示、决议、法令，及其负责人发表的谈话、文章和报社社论等，要认真学习，研讨执行。防疫工作中，很多法规与政策都不下发"红头文件"，而是直接刊登在报纸上，干部群众可以在最短的时间内看到，免去了公文流转的过程，其效果就像如今的第一时间通过网络发布一样。今天我们回头看去，当年防疫之中"疫情消灭三星期后，恢复原状""于末次接触患者之后，应隔离 14 日"这样的规定，深感当年人们对疫情规律的认识程度，与今天相比不遑多让。

还有一项重要措施，就是切断疫病在地区间传播的渠道。疫病暴发之后，疫区的一些群众出于害怕，往往会迁往其他地区，而迁徙过程则有可能导致疫情扩散。1945 年，延长一区坪崾岭村疫情严重，14 户中死了 6 个大人和 5 个小孩。大人得病全身疼痛，吐黄绿色水，三四天就会发病死亡；小孩咳嗽发烧，最后身上起红点，也是几天就会发病死亡。疫情闹得村里人心惶惶，情绪低落，14 户中有 8 户搬回了原籍绥德、清涧等地，还有 6 户向政府提出了迁移的要求。

为了控制疫情，边区政府一方面积极救治病人；另一方面采取措施稳定百姓的情绪，劝告疫区人员就地隔离，避免无序流动。为使患者安心隔离，边区党和政府高度关心关注他们的生活。有的村子被隔离期间人们无法下地干农活儿，人误地一时，地误人一年，病好了，地荒了，农民的损失很大。鉴于此，边区政府不是简单地对他们"一关了之"，不闻不问，而是切实关心，帮到实处，要求被隔离病患家的地由变工组帮助耕种。晋绥边区离石县吉家塔因为患病者被隔离，"得病人家的土地，变工组都帮助按时耕耘下种"。这样就有效避免了"隔离了疫病，却耽误了农时"的情况发生。

1943 年 1 月 10 日，边区政府下发《为防止急性呼吸系传染病的通知》，要求各机关、学校、部队、民众一并遵照办理。通知要求注意六条事项：

（一）过集体生活的窑洞及住房，人数要调整疏散，每人的床位最好相距三市尺以上，最好是头对脚、脚对头地睡。

（二）每个住屋至少要有通气设备，在窗户上端和下端各留一些小的出气洞。

（三）防止拥挤，避免许多人在一个不透气的窑洞内开会。

（四）做深入的宣传教育，不随地吐痰，不向人咳嗽、打喷嚏，不用公共的洗脸用具及饮食用具，最好完全分食，鼓励每人戴口罩，特别在开会或到人烟密集地方的时候，更要戴口罩。

（五）在窑内不烤火，外出多加衣、戴口罩或围巾。

（六）遇有流鼻涕、咳嗽、伤风、发热的人，马上予以隔离，使之脱离集体生活，消毒他的一切用具，并且早日就医。

第五是"发热门诊"制度。

查阅当年的防疫资料时，让我们感到有些意外的是，当时陕甘宁边区就已经建立了类似今天的"发热门诊"制度。须知后世的发热门诊也只是在 2003 年"非典"疫情期间建立的。发热是传染病人共同的病症，由于百姓不了解疫情的凶猛，一些病人疏忽大意，发烧后觉得没什么大不了，未能及时报告、及时就医，客观上扩散了疫情。还有一些革命意志坚强的人，说"老子打仗死都不怕，还怕发烧？"染疫发烧后，自己找些退烧药吃一吃，"轻伤不下火线"，带病坚持学习工作，发热到 39 摄氏度，还在坚持工作或在学校过集体生活，结果造成大面积传染。

1942 年 8 月 14 日，陕甘宁边区防疫总委员会发布《为规定处置急性发热病人办法的通知》，"遇有发热病人，即时送医院治疗，如医院已诊断为斑疹伤寒或回归热，应及时将和病人接触的人，一齐洗澡灭虱，以杜传染"。通知还在对病例研究分析的基础上，对治疗作出指导：

据中央医院传染病科的报告，从该科收治的伤寒病人中，最严重的病例的研究，得知除去病症本来是严重的以外，还有以下几点原因：

一、病人在入院前，曾吃了几次的泻药；

二、入院前吃了许多天的退热剂；

三、转送入院正当发病的两星期左右，是伤寒最容易转症、最危险的时期，因了搬运，而更加增了病的严重性。

现在正当秋季已届，伤寒可能流行之时，为了减低病人的病死率，收得治病救人与预防的效果，兹规定下列五条办法，望延安的医务工作者照办：

一、遇有发热病人，应行全身体格检查，详为诊断，发在诊断不清之时不可骤然下药，以免掩盖病状，更难早日诊断。

二、遇有发热病人，应先予以隔离，使之脱离集体生活，消毒其大小便，使之静卧休息，多喝开水，吃流质，每四小时试体温、脉搏、呼吸一次，温度在三十九度五以上时，用温水（降温）法。

三、病人如有便结可以用盐水灌肠的办法，不可即用泻药，以免在恰遇到伤寒病人时，而导致肠出血，肠穿孔之患。

四、退热剂只在诊断为感冒时方用，未确定诊断时最好不用，退热剂都有抑心作用，致遗后患，而且扰乱热型，难作诊断，即使确诊为"感冒"（许多轻微传染病，都可被误诊为"感冒"）而服退热剂之时，如连服三天，仍未退热者，不可再服。

五、发热三天不退者，即速送中央医院或和平医院治疗，不必留到发病第二星期时再送，免致危及病人性命。

报告也报告了，流调也流调了，隔离也隔离了，最后的工作还得落实到救治上来。陕甘宁边区卫生防疫部门要求医院尽可能扩大传染病收治能力，改善患者的治疗条件。边区有中央医院、白求恩国际和平医院、八路军野战医院、中国医科大学等水平相对较高的医疗机构，为了提高治疗水平，边区中央医院、白求恩国际和平医院各增设传染病床位30张，用于收治传染病患者。边区防疫总委员会专门补助两家医院传染病床设置补助费2.4万元。为了更好地收治患者，边区防疫总委员会按照"就近、方便"的原则，指定城东南二区病人为和平医院收治，西北二区病人由中央医院收治。中央医院将传染病科搬到山下，与其他病房隔离。凡是急性发烧的病员，不论白天黑夜，随到随收。同时，根据疫病防治需要，各医院还安排人员到各分区开展防疫调查和医疗救治工作。

中央医院的毕道文医生，是最辛苦的一个。中央卫生处规定他每天下午在门诊部看病人不要超过 30 人，可毕道文却每天都要超额，有时甚至要看 50 多人。门诊部主任怕他吃不消，常常劝他注意休息，而毕道文总是指指那些挂不上号又不愿走的乡下农民，双手一摊说："门诊规定名额是必要的，可是对病人来说，救病如救火，时间就是生命。我多看一会儿，他们就不会跑很远的路再来一次了，而且误了病人的诊治时间，会加重病情的，甚至出意外。"

为了对疫情能做到早发现、早报告、早隔离、早治疗，防疫部门"关口前移"，组织防疫医疗队下乡巡回视察，每天早出晚归，分赴各村主动寻找病人医治。一旦发现疫情，卫生部门立即发布疫情通报，号召积极防范；然后组织医护人员前往巡视、调查、指导防病工作。对于延安以外的地区，除了由当地卫生部门及时报告和诊治外，边区防疫总委员会还会临时组织防疫队，参与指导救治。1942 年 7 月下旬，靖边、安塞一带据传有鼠疫发生，边区防疫总委员会立刻决定由中央总卫生处派出医护人员，组织医疗防疫队前往疫区，施行医疗防疫工作。甘泉和延安东二区发生流行性脑脊髓膜炎后，边区政府立即封锁发病区，派员医治并调查其原因；对延安附近机关、学校停止集会和报告；由疫区来延之人予以 10 日隔离，对发热及疑似者亦严格隔离。为了及时挽救病人，医护人员不避风雨，经常是连夜翻山越岭地去看病，有时遇有病情危险的，甚至日夜看守，寸步不离。医疗队员们"身担干粮药品，走遍大小数百个村庄，无论在疫病治疗、卫生宣传和疾病统计上均收效甚大"。他们每到一区，除参与救治外，还承担了疫情调查、人口统计、卫生宣传等工作，深受群众欢迎。

防疫巡诊要走很长的路，而且路上很不太平。诊治病人虽难不倒医生，但边区的野兽却把一些来自国统区大城市的青年医护人员吓得心惊胆战。延安狼多，夜里经常能听见山上的狼嚎，声音非常恐怖。从窑洞里出来甚至可以看见山上狼的眼睛闪闪发亮，像鬼火一般。中央医院的护士长郁彬有次出诊之后，天已晚了，才骑马回医院，有一头狼就跟在马的后边。马跑得快，狼也跑得快，马放慢速度，狼也跑得慢，就这样一直跟着。郁彬很紧张，她想起老乡对她说的办法，一定不能回头，于是就趴在马头上，紧紧地抱住马脖子。好在马是认路的，它径直跑回中央医院的山上，这才安全了。第二天清晨，只见一群狼坐在山坡上，村里的狗一起站在村边朝着狼群狂吠，狼也不下山跑，狗也不上山追，就这么对峙着。即便如此，医护人员们照常出门巡诊，为了百姓的健康，他们把恐惧抛之脑后，想想也是——死神都不怕，还怕狼吗？

陕甘宁边区虽然贫穷落后，但是防疫治疗却有最引人注目的一个特点：免费。1944年2月，中央卫生行政会决定，所有机关医院，"今后无条件地为老百姓看病，及办理乡村卫生，是每一个卫生单位的任务"。

赵超构在其《延安一月》书中写道：

延安的医药卫生，就整个需要说，还是很落后的。延安附近的情形比较好一点。我们看过的医院，有白求恩国际和平医院，以及它的第一部、第二部，与中共中央卫生处门诊部，留守兵团的中国医科大学。据说，它们现在的方针是公医制度，民众诊病，完全免费，住院也只交伙食费。

他作为一位从国统区来的记者，对此颇有几分不解：在医疗相对发达的国统区尚不可能免费医疗，在条件如此落后的延安，竟然看病不花钱，然而事实如此。而且不仅在延安，其他抗日根据地也是这样。1941年春，晋绥边区疫病流行，政府积极调集医务人员、准备药品，制定各种时疫药方以便民众采用。边区政府还协同军队卫生机关进行防疫宣传，义务免费地为疫病患者诊治，所需医药费由公家开支。"兴县寨上、杨家坡等地之义务治疗，成绩甚著。"1942年，鼠疫流行时，晋绥边区公立医院创制防疫酒并免费施药。1943年，秋伤寒流行，晋绥军区专门派医生、看护及准备大批药品前往抢救病患。军区卫生部还免费给群众接种牛痘，打防疫针。这些免费治疗的举措，使疫病患者不因费用问题而影响就医，医院也不会因资金短缺而影响救治。在这背后，反映的是共产党对老百姓的关心，体现的是全心全意为人民服务的根本宗旨。

再说卫生防疫制度。这些制度制定出来，可不是为了挂在墙上、说在嘴上，而是要实实在在地执行。当时延安的干部，包括领导人都率先垂范，带头执行制度，做了很好的榜样。我们且看这样的一个案例：

夏日的一天中午，中央医院的医护人员和患者都在午休之际，突然听见金茂岳主任和一个男人吵架。众人出去一看，原来他是在和萧军吵架。

　　原来，萧军在中央医院生了一个儿子，无比兴奋，兴冲冲地赶到医院看望。当时正是中午休息的时间，他急切地想见到夫人和儿子，金茂岳却认为必须遵守医院的制度，谁也不能违反。一个要见，一个说不能见。萧军当时年轻气盛，在延安号称排行"老六"（马、恩、列、斯、毛、萧），见此情况便对着金茂岳大吵大闹，气得金茂岳脱了白大褂说，不干了。这时院长出来说："萧军同志，金主任志愿来到延安，是我院妇产科的专家，这里的产妇都需要他，不能让他走啊。"萧军也认识到自己错了，当时就承认了错误，回家后还专门给金茂岳写了一封道歉信。

　　金同志：

　　　　对于你在边区工作的精神，我是很敬佩的，因为我们彼此不相识，争执了几句，我觉得也没有什么，这次过错应全由我负责。我诚恳地向你道歉，希望看在产妇和病人的身上，还是工作下去吧。

这封道歉信，后来被收入《萧军文集》中。

八路军 120 师政委关向应患有结核病，从前线回到延安，住在中央医院治疗和休养。有一天，毛泽东到医院去看望关向应，关切地问候病情，因说话时间较长，护士刘鑫炎就过来催促道："首长！医生不让关政委多说话！"毛泽东只好笑了笑，告别离开。

通过防疫总委员会的正确领导，以及边区干部群众的齐心协力，1942 年陕甘宁边区的防疫工作取得了极为显著的成效。不仅鼠疫没有传进边区，此后也未发生大范围的流行病和人员伤亡。这些卓有成效的工作，既为巩固边区政权作出了贡献，也为日后各根据地开展卫生防疫工作作出了榜样。

第10章

合作医疗之源

总卫生部公布防疫标语

"消灭苍蝇，苍蝇是散布细菌的播种机！"

"不可随地吐痰，痰是散布细菌的炸弹！"

"一分预防胜于十分治疗！"

"不抗战活不成，不防疫也活不成！"

"从防疫工作来增加抗战的力量！"

——1942 年 3 月 21 日《解放日报》

这是八路军总部公布的防疫标语，其中有一句分量极重："不抗战活不成，不防疫也活不成。"

也就是说，日本侵略者是敌人，疫魔也是敌人。

对付有形的敌人，我们有八路军、边区自卫军、武工队、儿童团，有共产党领导的武装力量，这力量在一天天地壮大着；对付无形的敌人，陕甘宁边区也建立了一套医疗卫生体系，当下虽说阵容还不够强大，但也足够高效精干，用现在的话来说，就是战斗力爆表。

当时延安的医疗卫生防疫机构大致分为党、政、军三部分，即中共中央医疗系统、边区政府医疗系统和中央军委医疗系统。中共中央医疗系统由中共中央卫生处和其下属医疗卫生机构组成，其直属单位有中央医院、中央干部疗养院、肺病医院等。边区政府医疗系统直接归边区政府卫生处领导，下辖机构有边区医院、边区门诊部、边区医专，以及边区保健药社、卫生合作社、国医研究会等。中央军委医疗系统由两部一处（八路军卫生部、军委总卫生部和十八集团军卫生处）组成，主要负责中央军队系统的医疗卫生救治工作。直属单位有延安中国医科大学、白求恩国际和平医院、甘谷驿第二兵站医院、八路军直属门诊部、八路军留守兵团野战医院、各分区部队医院等单位。

主要医疗单位"兵力"分布情况如下：

延安中央医院：1939年11月正式成立，傅连暲、何穆等曾任院长。设有内科、外科、妇产科、儿科、五官科、传染科、肺科及 X 光室、手术室、化验室、药房、饮食房等部门。

白求恩国际和平医院：为纪念白求恩医生，由八路军军医医院改名而来，苏井观、鲁之俊、黄树则等先后担任院长，汪东兴、刘新权等先后担任政委。下设内科、外科、妇科、儿科、五官科、结核科等各科门诊及化验室、X 光室、手术室等部门；共有病床 200 张，医务工作者 120 人左右。

边区医院：1937 年夏季成立，傅连暲、苏井观、刘夕青、欧阳竞、高明、黎明中等先后担任院长。设有病床 150 余张，工作人员 80 ～ 160 人，设有手术室、化验室、X 光室等部门。除治疗病人外，还大力宣传疫病防治常识，举办卫生展览会和临时接生训练班，培训新的接生婴儿人员。

中国医科大学：1937 年创立，前身为中国工农红军卫生学校。首任校长为王斌，教员有薛公绰、谭壮、马旭、季钟朴、黄树则、鲁之俊等。下设 7 个学系，设有药理、病理、生理、解剖、细菌和内外科。

这样的医疗资源，是共产党在边区多年经营的成果，据时任陕甘宁边区卫生处处长欧阳竞回忆："1937 年抗日战争爆发前，陕甘宁地区没有一所固定的医院，只有随军流动的红军医院，还有几个较大市镇有中药店。1937 年 1 月，中共中央进驻延安时，延安城里只有六七家诊所，少数坐堂中医。"当时统计资料表明，"边区有医术高低不等的中医 1047 人，兽医 54 人，机关部队的西医也只有 200 余人。以边区人口计算，每 1000 多人当中才有 1 个医生，且绝大多数是中医。若以西医来说，7000 多人中仅有 1 个"。从 1937 年到 1942 年，不过 5 年时间，经过大力建设，延安的医疗设备与水平有了极大的提高，特别是中央医院，被前来参观的国统区人士和新闻记者称道："阎锡山的二战区也没有这么好的医院。"

除了上述医疗机构，边区军民还发扬自力更生、艰苦奋斗的精神，自己动手开办药厂和保健药社，进一步织密了医疗防疫网络。1939 年元旦，八路军总后勤部卫生部在赤水县（今赤水市）吕家村开办了八路军制药厂，制造各种中、西药品制剂，投产三个月就制成中西药品 40 余种，中药有止咳丸、红色补丸等 10 多种。1940 年 4 月 9 日，朱德、徐特立等领导人视察八路军制药厂，看到他们的生产状况十分高兴，欣然题词鼓励他们。1939 年 3 月，陕甘宁边区政府民政厅在延安城东的拐峁村开办光华制药厂，能生产 80 余种中成药，有胜利茶、行军散、红白痢症丸、痧症丸、止咳散、胃痛散、补脑丸、退热散等。1941 年 5 月，光华制药厂与陕甘宁边区卫生材料厂合并，仍称光华制药厂。

此外，边区政府充分利用陕北漫山遍野都是中药材的优势，在1938年创办了制药、售卖、医疗三位一体的股份制卫生医疗合作机构——保健药社。

当我们提起股份合作制的时候，往往认为它是个新生事物，是西方舶来品，是企业改革的方向。岂不知它本是中国古已有之，土生土长的"国货"。远的不说，明清之际，晋商票号已经有了成熟的"身股""银股"制度，20世纪三四十年代，陕甘宁边区在创办大众医疗卫生事业中，就开始了股份合作制的尝试。1939年7月，由中共中央西北局保健委员会、边区民政厅合股开办并经营管理的陕甘宁边区第一家保健药社在安塞县成立。从两家发起人来看，显然这是一家"国有"控股公司。保健药社章程规定，一切团体或个人，只要按章交纳股金，遵守章程，批准后均可成为股东。《章程》规定："每股股金为十元，每一股东至少认购一股，多则不限。"这大约是共产党在医疗卫生领域最早的股份制尝试了。

当时这制度就发挥了效用，保健药社成立后，先后在各县、乡建立分社26处，分布于延安、延川、清涧、绥德、吴堡等20个县市。

陕甘宁边区保健药社的业务范围是：

（一）购买国外药品材料，冲破敌人封锁，经过化验销售，防止奸徒捣乱；

（二）提倡采集土产原料器材，供给各卫生机关，克服战时困难；

（三）零售批发各项药品及医药用物，以保民命；

（四）辅助卫生运动之开展，经常对人民做卫生知识之宣传与教育；

（五）辅助地方行政机关，团结人民进行卫生保健事业。

保健药社经常组织医生深入偏远的山村送医送药，巡回医疗。社里的医生经常不分昼夜地为群众诊治，对灾民、抗属看病免费，药价实行优惠折扣。为方便群众，总社还设有杂货门市部、照相馆等，并代卖药材。既防治传染病、为群众解除疾苦，又实现了多种经营、良性发展。

陕甘宁边区发展医药卫生事业的过程中，还首创了"民办公助"模式——这一理念到今天仍不落后。边区政府了解到，群众迫切需要医疗卫生工作，同时为了改变落后面貌，调动群众建设卫生事业的积极性，傅连暲提出建议："为了进一步发展乡村卫生建设，最好是采取卫生保健合作社的形式，采用民办公助的方式来进行一种社会保险的初步组织。"毛泽东在讲到边区参议会的工作时也曾指出："应使现在已经蓬勃发展或已开始发展的经济运动、文化运动、卫生运动，更加向前大踏步发展。其办法：一是公营，一是民营。而主要的方法是民办公助，号召人民组织各种形式的合作社。只有公私合作、公私兼顾与在自愿原则下（禁止任何强迫摊派），把绝大多数人民都组织到经济的文化的卫生的合作运动中去，才能完成上述任务。"

当年的《解放日报》专门刊发社论，如此解释并推行"民办公助"：所谓"民办"，就是要发动群众，调动群众积极性；所谓"公助"，就是政府要给予大力支持，进行指导与帮助。"民办"的核心要义有三：一是民众自愿而非强迫；二是民众出资入股；三是民众参与监督。"公助"的核心要义有四：一是政府在政治和业务上指导；二是政府选派和培养较高水准的卫生医药管理人员；三是政府购买、采集与制造各种药材，供给各地需要；四是政府责成公家的医药卫生单位给予业务上和物资上的支持。

"民办公助"是陕甘宁边区医药卫生事业建设中的一个创举。1944 年 4 月，延安市政府拨给每个区 4 万元，开始采取"民办公助"的形式发展乡村卫生事业。1944 年 5 月 5 日，由市抗联和南区公署召集，当时的商业机构——大众合作社和保健药社各投资 100 万元（边币），发起成立延安市南区大众卫生合作社。保健药社作为大股东还给予了技术支持，派医务人员去义务门诊。举行发起大会时，商户到会71户，当场入股的就有69户，不到一小时，便募得87万元的股金。大众卫生合作社成立后，仅5个月内就治愈千余名群众，售药200余斤。随着业务的发展，又有2名兽医加入，老百姓的牲畜也有了健康保证。为了更好地满足群众的就医需求，合作社增聘西医，实行中西医合作，并且送医下乡、送药上门。这取得了"经济效益和社会效益双丰收"，极大地调动了边区人民群众参与的积极性。截至7月底，两个月时间内合作社收到了股金1040余万元。在1148名社员中，群众股金占68%以上。

1943年8月，志丹县兴办了三区医药合作社，投入资金7万元。虽说规模不大，但主要的药味齐全；后来把保健药社合并进来，资金扩大到18万元，药物就更齐备了。负责人周岐山是三区区政府文书，也是远近闻名的好医生，土地革命时期就参加了革命。周岐山关心群众、医术高明，不仅救治了许多人，还破除迷信，教授人员医疗知识。周岐山善于经营，加之关心群众，大家纷纷入股，资本很快扩大至40余万元。

还有前文提到的定边县卜掌村崔岳瑞，他于1944年在政府和合作社的帮助下成立了药社，群众入股200余万元。

大众卫生合作社得到了各方面的关照和赞助。李富春亲自写信帮助募集资金，市、区、乡各级政府直接参与帮助这一工作，中央卫生处、边区卫生处、陕甘宁晋绥联防军卫生部、西北局、西北药材庄等处，赠予价值 100 万元以上的药材。大众卫生合作社除了解决群众的医疗困难，还大力破除迷信、反对巫神；提倡科学，治病救人。在疫病防治方面，合作社坚持"中西合作，人兽齐治"的方针，下设中西兽医门诊室和西药房。在给病人看病上不受办公时间的约束限制，且药价低廉。大众卫生合作社对内向社员按股分红，使其享有特别诊疗之权；对外普及卫生防疫知识，为群众接种牛痘、预防注射，收集研究民间药方，真正做到了"有钱出钱，有工出工，有药出药，大家动手，卫生合作"。

随着大众卫生合作社的发展壮大，边区各分区纷纷成立分社。据统计，1944 年陕甘宁边区共有卫生合作社 51 家，因看病方便、药价低廉，吸引了人民群众纷纷加入。到 1944 年10 月，全区有医院 11 所、卫生所 75 个、保健所 7 个、西医270 人；群众中有中医 1074 人、西医 6 人、兽医 54 人；药铺930 家；保健药社 26 个；接生员 61 人。另外，各地还举办助产员培训班，共培训 410 人。这些机构和人员基本满足了边区军民的医疗卫生需求，进一步推动了边区卫生防疫事业的发展。

1943 年夏，陕甘宁边区疫情严重，边区卫生处组织医务工作者组建医疗队前往志丹、甘泉等疫情重灾县开展调查，并且深入农村为群众接种疫苗以及开展救治工作，使得疫情得到有效控制。1944年，边区政府共派出8支医疗队，前往志丹、安塞等6县进行疫情调查、疫病救治并进行卫生防疫宣传。据统计，医疗队深入农村为群众累计看病3500余人，门诊病人有5万多人次，住院治疗2000多人。

1944年开春以后，延安金盆、柳林等地相继暴发传染病。为有效遏制疫情，边区政府于5月10日召开由专署、市政府、延安县、中央卫生处、留守兵团卫生部、边区卫生处、和平医院、中央医院有关医务机关的主要负责人参加的动员会，充实防疫总委员会委员，组织领导防疫工作，集中人力物力，投入扑灭疫病的战斗。一方面组织流动医疗队下乡治病；另一方面在中央医院、和平医院增加床位，收容病人，并拨款炮制大宗药品。《解放日报》曾报道："在紧急动员扑灭疫病的号召下，边卫处李处长、保健药社李主任等率领边区医校学生30余人，深入柳林下面的乡施行紧急治疗。留守兵团卫生部也派医生协同延安县医生，用毛驴驮着药品沿村治疗。"延安市全体中医也动员起来，积极参加防疫战斗。老百姓感动地说："鬼子给咱们造成病，八路军给咱们治好病，真是救命的恩人！"

第11章

财旺，人也要旺

在与疾病斗争的事业上，更须作极大努力，方能克服"财旺人不旺"的现象，应在数年内做到每乡至少有一个医生，每区至少有一个药店。

——《毛泽东文集》第三卷

度过了最困难的 1942 年，进入 1943 年，特别是进入 1944 年后，国际形势出现了有利的变化。在欧洲，德国法西斯在苏联吃了败仗；在太平洋，日本人在美军的打击之下，海军损失殆尽。国内资源匮乏，左支右绌，日本帝国主义把所有能弄到的金属都送进钢厂，加速制造飞机、舰艇。

重庆《大公报》载：日军占领洛阳后，初改洛阳为浮阳，认为欠妥，复于最近改为福阳。在洛阳之日军大量收买废铜碎铁，连同城关之军需物资、工业器材，被运走一空。在中国的汉奸政权"华北政务委员会"替日本主子操心，设立献铜献木委员会，将北平故宫明代铜缸66只、铜炮4尊，2095斤的铜器皆奉送日军，熔造军火器材。另以天坛、先农坛、西山等处古木编号砍伐备献。陷入战争泥沼的日军越发丧心病狂，在太平洋战场上发动"神风"自杀式攻击，在中国战场上发动毒气战、细菌战，无所不用其极。然而正如毛泽东指出的："日本法西斯虽然企图用其短腿和美国赛跑，但无论如何是要被打倒的。"

在国内，面对已是强弩之末的日军，国民党军在常德与长沙战役中一败再败，被打得惨不忍睹，在缅甸的远征军也是损兵折将，几乎折了老本。但好在美国人终于亲自下场厮杀了，让蒋介石有了主心骨，甚至还可以拿中国战场作筹码，向美国提一些要求。蒋介石这一年曾向美国政府发出正式"通牒"，提出的条件包括美国军队应与中国军队合作，恢复与缅甸的交通线；中国战区的空军应有500架飞机连续在前线作战，不得中断；空中运输每月应为5000吨。不达到上述三点，就威胁要"勾销中国战场"。

而且，蒋介石在日本人那里的身价也高了起来。日本御前会议制定《为完成大东亚战争而决定的处理中国问题的根本方针》提出了对华新政策，企图大力扶植汪精卫伪政权，对蒋介石施加压力，促成蒋汪合流，以达到"以华治华"的目的。

　　自以为有了底气的蒋介石又开始对共产党下狠手。从1943年5月开始，国民党顽固派利用共产国际解散的时机，声称要"解散共产党""取消陕北特区"。6月18日，胡宗南到洛川召开反共军事会议，并调动驻守河防的一部分军队和原封锁边区的10多个师进驻洛川、宜君、耀县（今耀州区）、三原、栒（旬）邑、淳化、邠县（已撤销）、平凉、固原等地，企图分9路进攻边区。7月4日和6日，朱德分别致电胡宗南、蒋介石，严正抗议国民党军队进犯陕甘宁边区的反共活动。8日，毛泽东电示各中央局、中央分局，要求各地召集民众会议，发动当地舆论，压倒反动气焰，打退反共高潮。9日，延安各界3万余人举行紧急动员大会，并向全国发出通电，呼吁团结、反对内战。《解放日报》11日发表《全体人民动员起来，把敢于向边区进攻的反动派打出去》的社论，12日发表毛泽东撰写的《质问国民党》的社论，呼吁爱国人士团结起来制止内战，共同挽救民族危亡。在解放区人民的强烈抗议下，在全国进步人士以及国际舆论的反对下，国民党顽固派被迫停止了这次大规模反共磨擦。

1943 年 7 月 1 日，中共中央召开纪念中国共产党成立二十二周年大会，毛泽东在会上作报告指出："今后的一年，是欧洲战场决战的一年。这一次的反法西斯战争，必然要造出一个更加进步的世界，一个更加进步的中国，这就是大方向。"

此时的中国共产党，一方面通过整风运动，增进了党内的团结；另一方面通过大生产运动，边区的经济得到了极大发展，边区军民已经从最困难的日子里挺了过来。1943 年 2 月 9 日，毛泽东致电在重庆的周恩来、林彪，充满信心地说："陕甘宁边区财政难关已经渡过，现在党政军蓄积的资产值边币在 5 万万以上（合法币二万万五千万以上），今年决定大力发展农、工、盐、畜生产，提出丰衣足食口号。如不遭旱，大有办法，人民经济亦大有发展，可达到丰衣足食。"10 月 11 日，林伯渠在延安《解放日报》撰文《边区生产展览会是一年来生产斗争的缩影》，不无欣喜地总结一年来陕甘宁边区大生产运动所取得的成绩："100 万亩荒地变成良田，增产细粮 16 万石。池滩上打出 60 万驮的食盐，1 万名移民劳动力开到生产线上来，出现许多劳动英雄。"

1943 年 11 月 13 日至 17 日，中直、军直机关第二届生产展览会在延安举办。毛泽东为展会题词："群众生产，群众利益，群众经验，群众情绪，这些都是领导干部们应时刻注意的。"同月 18 日至 21 日，边区直属机关生产展览会也在延安举办。展览会上宣布，边区机关本年生产粮食 1316 石，蔬菜 246 万多斤，建立手工业作坊 52 处，猪、羊、牛发展到3200 多头（只），个人生产 400 万元。基本上达到了丰衣足食的目标。11 月 26 日，边区第三届生产展览会及第一届劳动英雄模范生产工作者代表大会同时开幕。会上通过了《陕甘宁边区第一届劳动英雄代表大会宣言》。展览会上展出展品6600 多件、图表照片 1980 多张。这一年，边区耕地面积扩大为 1338 万亩，粮食总产量 184 万石，棉花总产量 173 万斤，产盐 60 万驮，部队开荒 21 万亩，合作社发展到 255 处，公营工厂百余家，各种日用品基本自给。11 月 29 日，中共中央宴请劳动英雄，毛泽东发表了题为《组织起来》的讲话。两大盛会闭幕时，林伯渠号召劳动英雄们回去后，要成为团结群众的核心，生产运动中的旗帜，争取明年涌现出更多的劳动英雄，为实现"耕三余一"而努力。

　　中共中央领导人列举的这些如数家珍的数字，增强了抗战的信心，也增强了防疫的信心。蒋介石在研究怎么对付共产党的时候，共产党却在研究如何改善边区的卫生条件，提高人民的健康和生活水平，促进边区的人口增长。就在那次展览会后，毛泽东在接见劳动模范时，询问他们生活中还有什么困难，来自农村的劳动英雄代表说："现在我们有吃有穿，日子过得很好，就是婆姨生娃活不了，财旺人不旺，请毛主席想想办法。"这说的是在边区的大好形势下，还有一个隐忧困扰，那就是"财旺人不旺"。具体来说，就是人口增长不快，再具体些，就是婴儿死亡率过高。毛泽东把这话一直记在心上，他多次指示要认真研究这个问题，做好群众卫生工作，做到人财两旺。边区政府秘书长罗迈（李维汉）、秘书长李景林、民政厅厅长刘景范等组织了几次调查研究，发现情况确实不容乐观。据调查，样本范围内的34个妇女流产了38次，平均每个产妇流产1次以上。1939年4月和5月，安塞县五区出生了50个娃娃，到1940年7月仅存活10余个。某些地区的婴儿死亡率高达60%。据调查表明，娃娃多死于破伤风，产妇则多死于产后风，成年男子多死于伤寒、回归热、肺炎等急性传染病。对志丹、安塞、子长部分地区的调查，婴儿死亡率高达67.2%。甘泉县杨庄寨共出生婴儿30人，而同期死亡1周岁以下的婴儿则为38人，为出生数的126%。前方将士不惜流血牺牲打仗，后方军民大力发展生产，共产党夙兴夜寐地建设边区，不就是为了中国的未来，为了这些孩子吗？如果我们不能让更多的孩子平安出生、健康成长，将来又靠谁去打仗，靠谁去建设这个国家？

边区政府召集医疗卫生界人士开会商量对策。与会的有政府官员、卫生干部，有中医，也有西医。延安中央医院妇产科主任金茂岳认为，生孩子并不是生病，而是人类正常的繁衍过程，那么现在为什么成了"病"，婴儿存活率不高？这和落后的生产方式有关。这里的老乡生孩子都是请"老娘婆"土法接生，所以婴儿的成活率低，产妇的死亡率高。当地生孩子一般都在偏房或柴草房里，用沙土垫在身子下面接恶露。"老娘婆"接生使用家用的剪刀，有的甚至用破碗碴、秫秸断脐带，还有的甚至是用嘴咬断的。没有消毒的器具，使得婴儿感染"脐带疯"（也叫"四六风"，其实就是破伤风）的概率大为提高。破伤风杆菌广泛存在于泥土之中，可通过破损的皮肤或黏膜侵入体内，在伤口深部缺氧的环境中繁殖生长，引起全身感染，极易导致死亡。更有迷信的人家不断脐带，而是用男人的鞋挂住，几天都臭啦，怎么能不感染呢。而且，当地的习俗是产妇生产后只能喝米汤，说吃好的要生病（其实是没什么好吃的），加上一胎一胎频繁地生育，妇女的体质极差，得妇科病的也很多。这都是人丁不旺的原因。

边区政府副主席，同时是老中医的李鼎铭先生对当地的风土人情更为熟悉。他指出，落后的生产方式背后是落后的社会关系。首先是妇女地位低下，自古以来妇女就被"男尊女卑、三从四德"的思想枷锁束缚，婚后更被认为是男性的附属品，是生儿育女的工具，可以被丈夫、婆婆任意打骂。其次是卫生条件落后，共产党来到陕北后，妇女的地位有了极大提高，政治上翻了身，经济上获得了解放。但是，卫生条件一直没得到根本的改善。妇女一旦得病，家境好一些的夫家会请当地的医生治病，家境不好的则只能任其自生自灭。受到传统观念的影响，妇女生理期的卫生也没有得到重视，妇女不懂或不敢要求有适当的休息和照顾，照常挑担负重、用冷水洗衣、下水田劳作等，使妇女的健康受到威胁。另外，边区一直存在早婚早育的现象，也没有优生优育的观念，大部分妇女一生之中要生育5胎至8胎，有的多达10胎以上。尤其是没有生育男孩的妇女，为了传宗接代，一直要生到完全丧失生育能力为止。生得多、活得少，这样恶劣的条件，人口出生率怎么会提高？

边区群众代表、关中分区新正县的"革命老先生"、特等劳动英雄张清益提出，这里的老百姓穷，文化又落后，"一满解不下"（根本不懂）什么叫产前检查、什么叫新法接生，祖祖辈辈都是这么生下来的。生娃时不找医生，也找不到医生，普遍请旧产婆或自行接生。生产过程中，产妇坐在土坯或炕沿上，把炕席撩起，铺上稻草当作产床，所以孩子出生有"落草"之说。有的地方让产妇坐在灰土包上——"土包子"的称呼就是这么来的。婴儿生下以后，脐带多用剪刀、玻璃、秫秸、碎瓦片割断，使产妇和新生儿面临极大的风险。有些地方遇到产妇难产时，还请巫医、跳大神，结果导致产妇和婴儿一起死亡。延安市八家坪有个殷老婆，曾经养了13个娃，都是按照"老古法"接生，剪脐带的剪子没煮过，又用红线缝脐、脏布包扎（迷信习惯），因此11个娃得风"撩了"。

原因找到之后，对策也就相应地出来了。李鼎铭建议，从宣传入手，改变群众的卫生习惯；金茂岳建议，各医疗单位的医生要心系群众，在产前、产中、产后为群众提供全方位的医疗服务；张清益建议，最好的办法，是让群众自己解放自己，大力举办助产培训班，推广新法接生。根据这些建议，边区政府采取了相应的措施。

第一，采取多种多样的形式宣传孕产常识。边区政府把宣传阵地选在了人比较多的庙会上，在商品经济不发达的当年，庙会既是一种大型经济文化活动，也是一种综合性的民俗活动场所。在庙会上，除物资交换外，还有不少民俗活动，诸如舞狮、手工艺展、武术、杂技专场等。庙会之所以叫庙会，起源显然与寺庙相关，与宗教活动有着密切的关系。围绕"庙"和"会"而展开的祭祀活动，是传统庙会的主题。多少年流传下来，宗教的味道少了，而民俗的味道浓了。但是，很多地方的庙会还保留着一项习俗，就是带有巫术意味的祈子活动，不管什么庙，基本上都有位"送子娘娘"，或担任同样角色的神祇。例如，河南淮阳祭祀女娲和伏羲的人祖庙会，其主要活动是祭拜人祖和"拴娃娃"。已婚未育的妇女，都要在庙会期间掏象征生育之门的"子孙窑"，以求早日得子。在陕北延安，庙会的情况与此类似，烧香求子，是妇女逛庙会的必修课。既然有求子的内容，那显然是宣传生育常识最合适不过的场所。延安县柳林区四乡北沟庙会上，边区妇联会和文协组织医务工作者携带各种药品和"怎样养娃娃"等彩画前去进行宣传，一下子就吸引了群众，受到热烈欢迎。许多妇女被妙趣横生的防疫知识宣传和精美的彩画吸引，纷纷目不转睛地盯着彩画，聚精会神地听着宣讲。群众连去逛庙会的本意——去庙里烧香也忘了，显然把医务工作者当成了"送子观音"。

毕竟庙会并不常有，而宣传却是长期的。在没有大型集会的日子里，边区医务工作者就运用文艺载体和举办展览活动进行宣传。中央总卫生处组织编排了大量卫生秧歌，到各地流转演出，让民众了解优生优育知识。据《新华日报》和《解放日报》报道，延安市举办了许多大型的展览会，用400多张图表，汇总了延安市人口出生率及因疾病死亡数据，说明了妇女儿童卫生防疫的重要性。在展览会上，一位中年妇女听了接生常识的宣传，没有听完就大哭起来，原来医生讲到剪脐带最好将剪刀消毒，不能消毒，也要用开水煮过。她想起自己的孩子夭折就是因为没用剪刀，而是她婆婆用一块碎瓦片将脐带割断造成的。看完展览，一位老奶奶发出了深深的感慨，她既后悔又伤心地说，如果她早一些了解知识，现在家里的人丁该有多么兴旺啊，如果不是用旧法子生孩子，她也不会失去这么多娃娃。老百姓认识到了新法接生的好处，妇女生孩子开始去医院、找医生了。

第二，热情地为边区群众孕产妇提供医疗服务。边区医务工作者不辞辛苦，来者不拒，不仅热情服务，还分文不取。这天，中央医院妇产科护士张志杰正在值班，忽听门外人声喧嚷，出门一看，几个老乡七手八脚地抬进来一位产妇，正在门板上呻吟，家属进门见到护士就连忙磕头作揖，求医生救救大人、孩子！张志杰上前一看，却被吓了一跳，原来这位产妇孩子生下后，胎衣下不来，老乡怕又收缩回去了，就用麻绳吊了一只破鞋——这是当地巫神的方法，又脏又臭地送到医院。张志杰当了多年妇产科护士还没见过如此场面，看了很害怕，于是赶快报告了金茂岳主任。金茂岳赶来，经过严密消毒，用手伸进那名妇女的子宫细心地剥离胎盘，终使产妇转危为安。母子平安，家属感激不尽，拿来鸡蛋、枣子，非要塞给医务人员，被婉言谢绝了，但是第二天，医院门口又摆着一筐鸡蛋和枣子。而且从那以后，医院门口经常可以看到鸡蛋和红枣，不用问，肯定是某些产妇家属送的。延安风俗，谁家喜得贵子之后，送的就是这两样。由于不知道是谁家送的，也没法退回去，只好送到厨房，让大家分享。

1943年，三边分区的定边县发生了警备三旅卫生部部长王照新抢救马川婆姨和王鞋匠媳妇的两个故事：马川的婆姨因为肚子痛，请了个阴阳神官扎针。病没治好，神官的"神针"却断在了肚子里，后因感染而生命垂危。王照新为她做了手术，还治好了她的其他病症。王鞋匠的媳妇难产，几个旧接生婆竟将胎儿拉断，而头还留在腹中。王鞋匠看到老婆已没有了生还的希望，便开始准备寿衣、棺材，为老婆准备后事。得知此事的王照新赶来，连夜抢救4个小时后，挽回了产妇的生命。当忙着准备发丧的众人看到抬出来的不是死人而是活人时，都说："共产党好！毛主席好！八路军好！王部长是活神仙！"三边开展卫生宣传周时，将这两件真事画成连环画展出。那些一辈子足不出户的婆姨们，为了看《马川婆姨》和《王鞋匠媳妇》的两个故事，都大老远地跑去看了一遍又一遍，看后都说，医院看病就是比阴阳神官强。

中央医院院长傅连暲在《中共中央医院的四周年》中报告："因为群众住院也是全部免费的，所以据1944年1～5月统计，中央医院在5个月中，为此而开支的医药费就达246万元边币。这说明了本院不只是照顾中直、军直的病人，而对政、军、民各界也义不容辞地担负起他们部分的治疗工作……老百姓来住院的，是一年比一年多，今年就更多些。侯家沟村里有一个老百姓，过去生了3个娃都死了，今年第四胎入院生产活了。于是那个村中，今年在本院生产的就有5个产妇，都是笑嘻嘻地举了一个胖娃娃回去。"

第三，大力推动新法接生。边区医护人员毕竟人手有限，要想实现人丁兴旺，还是要动员老百姓自己的力量。边区政府动员各界力量，开办了助产训练班，推广新法接生。白求恩国际和平医院与边区卫生署合办助产训练班，收学员 45 名，学习 10 个月后，分赴 10 余县市，共用新法接生 68 人，产前检查 126 人，还培训了 367 名接生员。此后两年间，边区在农村开办接生班 64 处，培训接生员、改造旧产婆 826 人，基本实现了每区有一个助产员，两三个行政村有一个接生员，七成以上的地区推行了新法接生，保证了广大妇女儿童的健康。1944 年 5 月，关中分区新正县的"革命老先生"、边区特等劳动英雄、"义仓"的创始人张清益在本乡开办了接生训练班，培养了 11 名妇女接生员。此后，产妇临产改成睡生、产前产后注意吃好饭菜，不再只喝米汤了。本乡的妇女都乐于接受卫生的新知识和新办法。群众都说，办接生训练班是政府给老百姓最好的功德。自推广使用新法接生后，三个月内接生 26 次，仅有一名因胎儿自身患病死亡的病例，其余接生的婴儿全部成活。1945 年，阜平县沙湾村的杨秀春在学习新法接生之后，连续接生了 50 个孩子，全部成活。经过几年的努力，在共产党的领导下，陕甘宁边区的人口增长率大为提高，1941 年边区总人口为 135 万人，1946 年增长为 159 万人，出现了"人财两旺"的局面。

第12章

干干净净做人

陕甘宁边区防疫委员会布告

（防字第一号）

最近回归热及斑疹伤寒病人时有发现，为了防止传染病起见，特定办法两项，以示周知：

一、自即日起至四月底，每半个月进行一次卫生大检查，每个学生、士兵、机关工作人员须换衣服、洗澡一次。这样才能使虱子无法繁殖。具体办法由各卫生科、所会同各级领导认真商定，技术上本委员会给予协助。

二、发现发热病人马上送医院治疗，若医院已诊断为以上两种传染病，应立即将和病人接触过的人进行洗澡、灭虱以防传染。

灭虱简法举例：在一窑洞内洗澡，在另一窑洞内灭虱。洗澡可用一盆热水，洗澡人站在地上，用水冲即可灭虱。可用蒸笼，洗澡前将衣服、被褥放在热笼中蒸十五分钟，拿出来再在木炭上烤干即可，以上方法不妨一试。特此布！

中华民国三十二年一月十日

主任　曾三

这是 1943 年陕甘宁边区发布的一份布告，内容是防止回归热和斑疹伤寒传染，值得一提的是，布告的最后一段还介绍了一种灭虱方法。

斑疹伤寒因其总是在战争、粮荒期间流行，所以又被称为"饥饿伤寒"或"战争伤寒"。虱子是斑疹伤寒最主要的传播媒介，在许多地方，人们都深受其害。《解放日报》发文介绍："这个病曾几次在欧美两洲流行为害，特别在苏联刚革命成功的内战及帝国主义干涉年代（1919 年后）曾在前线杀害了不少红军及医务工作者，那时列宁曾号召全国人民集中力量灭虱，曾说：'要不让虱子消灭革命，否则就是革命去消灭虱子！'这就是为了斑疹伤寒的流行过于猛烈而说的。"

在延安，这种寄生虫和边区军民却"朝夕相处"，甚至还可以说是很"亲密"——太常见了。一些人甚至认为身上长虱子是"革命虫"，穿破衣服、不讲卫生是"进步"的表现。囿于卫生条件，在延安，这种不讲卫生的现象还有许多。1942年，刘景范在《陕甘宁边区防疫委员会五个月来的工作报告》中很忧心地说："一般的社会人士及人民，还有全不注意防疫工作的情形，虽经多方宣传，仍不能说服，他们仍安于老一套的做法，以为不致有病的。"更有干部豪气干云，说什么"老子不相信，庞然大物的牛，也可以吃的下去，那微乎其微的微生物，吃了算得了什么"。

边区疫病流行的一个重要原因，就是群众卫生意识薄弱。1942年1月，张闻天带领"延安农村工作调查团"完成了《陕甘宁边区神府县直属乡八个自然村的调查》。张闻天在文章中说："不卫生与迷信在农村中还相当盛行。衣服的洗涤很少，每天洗脸、洗澡的习惯是没有的。据老百姓说：'衣服洗了容易破烂，不经穿。'穷苦的农民没有衣服替换，是不洗衣服的物质原因。'洗了脸容易使皮肤不结实'，是老百姓对不洗脸的解释。'洗了澡容易伤风'，是他们不洗澡的理由。窑洞窑窗设而不开，洞里空气很坏！死了人，即使在夏天，也不肯立即抬出去，一定要等阴阳先生看定了'吉日'，找好了坟地，'破了土'，才送出去埋葬。"

如此卫生条件和卫生意识，让张闻天痛心疾首。不过，通过调查过程的表述，那些现场的第一手资料，也让我们看到了当年高级干部调查研究的扎实作风。

1942年6月，边区防疫总委员会对延安胃肠道病频发的原因进行了深入调查研究，得出结论有四：第一，群众的日常生活饮用水不干净，许多地方的水质很差，周边污染严重，生活污水和人畜粪便随意流入饮用井水中。第二，群众没有基本的医疗卫生常识，受了外伤随便找个破布条一包扎，更别说消毒上药了，甚至还要抹一点灰，有的甚至根本不处理，任其裸露感染。第三，个人卫生状况堪忧，人们的衣服被褥拆洗很少，不少人一生只洗两次澡，分别是出生和结婚的时候。第四，居住环境差，大多数群众住窑洞，不经常通风换气，导致里面的空气很差。有时候，全家不分男女老幼都挤住在一个窑洞里，做饭也在里面。边区不少地方群众是"一揽子家庭"，一些饲养牲畜的农民，担心牲畜丢失或者没有条件修建牲畜棚圈，人和牲畜便同住一室。牲畜生病后也没有条件医治，只能祈求牲畜棚神、圈神的保佑。病死的牲畜尸体不是加以深埋遮掩或者焚烧，而是进行宰杀供应食用，以至于疫病又开始在人身上蔓延，造成环境卫生与公共卫生的严重障碍。《解放日报》报道了对枣园、裴庄两乡的卫生调查，还曾"匿名批评"了一位妇女："从四月穿在身上的衣服，到十月未曾换洗。很多人不洗脸，苍蝇密集，饮水不洁，饮食用具的污染，都足以说明传染病发生的根源了。"

有些人平时不讲卫生，得了病也不以为然。在延安中央医院的传染科病房，仍有少数病人不相信医院，不听从医生的劝告，不遵守病房的规则，偷吃东西，到处乱跑，随地大小便，还到处找病友谈天，无意中加剧了传染病情。有一位来自中央党校的病人，本已度过了伤寒的危险期，却因乱吃食物而导致肠穿孔后去世。

1944 年，刘景范在边区文教会上作总结报告时说："边区经济素称落后，旧社会人民食不得饱，无法讲究卫生，革命以后几年内皆集中于经济和政治的建设，对医药卫生工作亦未用力推进。目前，边区由于饮食的不卫生而带来了伤寒、痢疾、吐黄水等病，由于被服和身体不卫生而生虱子，造成了出水、出斑与回归热。"1944 年，延安县一带"吐黄水症"流行，疫情蔓延甚快，数日之内全家皆病的例子很多。调查结果显示，此病"吃生冷的酸菜和炒得不熟的死猪肉最易发生。延县川口区三乡沙家河村，全村十余家晚上吃了瘟猪肉，次日晨全部发现此症"。边区政府报告材料提及，"1944 年2 月间，延安市北区杨家湾到处都是牲口粪、破柴、乱草。风一吹，便秽气冲鼻，到处肮脏。村里人都是不洗脸，很少洗衣服，常是一两年不拆洗被子，虱子很多。该村大人、小孩都喝生水，吃冷东西。村内没有厕所，不分男女，都随地蹲下大小便。虱子多，苍蝇多，疾病也就特别多。""男人冬天贴身的衣裤少有没虱子的。女子的内衣大多数有虱子。"

在乡村，大人这样不讲卫生，孩子亦然如此。小孩每天在街上的坑里爬、泥里滚，回家不洗漱就睡觉。最典型的，当属延安市北区的一位妇女马氏，不知其名——当时的妇女都没有名字，人们都唤她"马老婆"。这"马老婆"堪称不讲卫生的"模范"，脸不洗，黑得像锅底，脖子像车轴，衣服像"铁布衫"，更有甚者，家里的被子竟然 25 年没有拆洗。人们问她为何不洗脸，她说洗了怕受风；问她为何不洗衣服，她说洗了不耐穿。由于她不讲卫生，儿女都不愿跟她一起住，她的老汉（丈夫）也因吃了"死气饭"——放馊了的饭食而得病去世。而她大约是脏到连疫病都不肯光顾，一直在村里活得还算健旺。其实"马老婆"做姑娘的时候也还算干净，嫁过来以后，日子过得不顺心，看不到盼头，慢慢也就疏懒了，后来竟至于一懒而不可收，成为脏乱差的典型。

"马老婆"这样的典型不多见，可是像她那样不讲卫生的却大有人在。由于历史原因，在衣、食、住等方面，陕甘宁边区人民的卫生观念一直比较淡薄，个人卫生状况亦是实在堪忧。史志记载："裘葛不完，无妨蔽体。鹑衣不洁，有碍卫生。一濯之劳，何虞费事。而积习难返，徽菌遍体。"他们往往不太注重食物的卫生——对很多人来讲，有食物就不错了，哪里还顾得上卫生。食物上即使有苍蝇爬过，他们也会继续食用，认为这样无伤大雅，还说"不干不净、吃了没病"。人们的衣服、被褥很少换洗，每天最基本的刷牙洗脸，对他们来讲是个新鲜事。他们看到外面来的干部、学生，用一根"棍子"捅进嘴里，鼓捣出满口白沫，还笑话他们有毛病。群众还喜欢喝生水，为了节省而食用发霉的食物，导致胃肠道病及其他疫病经常暴发。例如，"因喝生水、吃腐败的或蝇子叮过的食物而引起的肠胃传染病（伤寒、痢疾、吐黄水病等）；因剪脐带不洁而往往导致婴儿破伤风；因常年不洗澡、不洗衣、不晒被而往往引起虱子所传染的各种病症（斑疹、伤寒、回归热病等）尤为普遍"。

疫病的原因就像是"秃头上的虱子——明摆着"。找到原因不难，但找到原因之后，想要解决却不容易，当地几百年的落后习俗，加上经济条件的限制，哪里能说改就改，立行立改，更何况有心没钱，有心无力，想改也难。但是，中国共产党是最善于改造一个旧社会，建设一个新社会的。在党中央和边区政府的领导下，陕甘宁边区组织开展了群众卫生运动，而且在数年中持之以恒，一抓到底。1939 年 12 月，中共陕甘宁边区第二次代表大会通过决议，提出"应在边区人民中进行普遍的清洁卫生教育，提高人民讲究清洁卫生的知识，造成人民对身体、衣着、住宅、便溺等等，均有清洁卫生运动的习惯"。1940 年 3 月，八路军军医处召集各卫生机关举行了防疫会议，专门制定了八项卫生纪律，堪称医疗卫生界的"三大纪律八项注意"：

1. 不要室内吐痰；

2. 不要随地大小便；

3. 不要到处倾倒垃圾；

4. 不要对人脸咳嗽；

5. 早晨要洗脸刷牙漱口；

6. 不喝生水，不吃冷食；

7. 自己有病不要接触别人；

8. 病人要隔离。

20世纪40年代的陕甘宁边区，除了百姓的卫生习惯不良以外，干部和部队指战员也存在轻视卫生、忽视保健的观念。百姓不讲卫生是因为不知卫生，干部队伍中的很多人不是不懂卫生，而是不顾卫生，他们把不讲卫生视为"大无畏的革命气概"，说"敌人都不怕，还怕虱子、苍蝇？"他们病了也不在乎，照样坚持工作，等到病重，或传染了别人，才不得不去医院。针对这种错误的观念，在整风运动期间，《解放日报》发表社评《养成个人卫生习惯，免去莫须有的疾病》指出：

　　　　我们要详细研究这些病例发生的原因，就可以发现一个事实，就是常有些干部是无知的，在病前，没有注意到个人保健问题，忘记了自己是革命力量组成的一部分，忽略了"保护自己，消灭敌人"这一句军事用语，是该用在我们革命队伍内，才能克服最后的困难，迎接最后的胜利。因此对自己身体的看法，是非科学的，甚至有"老子牛都吃，还怕什么细菌"的话，尽管不怕，但身体是受自然规律限制的。病的因素形成，即使多强壮的人也是要病的。这些同志在整风期间，在这一点上，也是希望反省一下的。

当然，他们对革命的热情之高，甚至忘掉自己，是可以佩服的，克己奉公的精神是值得发扬的，但只凭这一点热情和"精神"，就常更累赘了革命的。因为在今天这种困难的环境下，治疗上必要的药品、器材是断了来源的，病人的增加，在治疗上就更难于收效，更要浪费金钱，在学习及工作上的损失，就更不必说了。

在这最后困难的两年，我们希望同志们要更注意这一个问题，不但在思想上改变对自己身体的看法，并且在行动上去改变作风，以达到保护我们的身体，这一种极其重要的任务。我们谨在光明即将到来的今日，在夏季多病的季节之中，提出这样的一个口号："养成个人卫生习惯，免去莫须有的疾病。"以供献给读者同志们，希望加以考虑，并执行起来！

1943 年，中央党校组织开展了春季卫生防疫工作，修建了垃圾坑、污水池，拆洗了每个人的被褥，彻底打扫了炊事员、勤务员的住室，打扫了院落环境，对有虱子的衣服进行煮沸灭虱，屋里增设了防蝇的装置，减少了传染病的传播渠道。卫生运动过后，中央党校的卫生状况大为改善，此后再没有发生疾病大面积传染的事件。除了消灭虱子，边区政府还发动干部群众灭鼠灭蝇，边区卫生处的工作人员以身作则，人手一只蝇拍，带头参加灭蝇活动。至于老鼠，"身价"要高一些，边区政府是用奖励的办法来消灭的，总卫生处发布捕鼠奖励办法，拨出专款3000元，规定每交5只死鼠奖励2元，100只以上还可以获得有奖储蓄券。过去延安的老鼠很多，为了灭鼠，《解放日报》的卫生副刊上专门刊登了防鼠疫专号，向民众收集捕鼠办法，半年多的时间便收到捕鼠方法20多个。这些举措激发了群众灭鼠的积极性，减少了老鼠传播疾病的机会。

1944年，陕甘宁边区文教大会通过《关于开展群众卫生医药工作的决议》。决议指出："必须针对各地具体情况，利用一切机会和方法（如小学校、干训班、自卫军、读报识字组、黑板报、歌谣、戏剧、秧歌、书报、图画、庙会、展览会等）进行对人民的卫生教育。在普通卫生方面，主要是多吃营养品，不喝生水，不吃'死气饭'；食物防蝇，灭蝇灭蛆，修好井水窖，人畜分居，修厕所，开大窗，通烟筒；勤洒扫，洗浴，洗衣，晒被等等。"在卫生运动中，延安的领导人以身作则，率先垂范。首届边区防疫总委员会委员李富春，带头在家积极打扫卫生，把家里整理得干干净净。后来在杨家岭礼堂举行的联席会上，谈到自己参与卫生运动的情况后，许多干部均感到自己做得不够，纷纷表示要积极投身到运动中来。在领导干部的带动下，一批"卫生模范"相继涌现，如安塞县劳动英雄杨朝臣，不仅在生产中起带头作用，在防疫过程中也走在前面，他带头制订了全村的清洁卫生计划：

1. 为讲究个人卫生，外出做事回来就要洗手；

2. 每家每户都要注意粪堆的清洁；

3. 全村每周进行一次大扫除，每家每户要拆被褥、洗衣服，多晒太阳，多打扫窑洞卫生。

在模范的带动下，各乡村都开始制定自己的卫生公约。这些卫生公约的内容都是身边的小事，都是大实话，表达得十分接地气。华池白马区六乡白马庙村制定的卫生公约，详细到：

1. 二十天剃头一次；

2. 两天扫院子一次；

3. 半年洗被子一次，两天晒被子一次。

为了推动群众卫生运动，边区政府还从紧张的财政中拿出一笔资金，用作改善环境卫生的补助。从 1942 年 6 月至 9 月底，陕甘宁边区防疫总委员会共发出环境卫生改善补助费 71125 元，受补助费机关共 39 个。对于一些拿了补助却不立即改善环境卫生的，边区防疫总委员会还专门在报纸上提出了批评。1942 年 10 月 15 日，《解放日报》刊登《延安市防疫第四委员会秋季工作初步检讨》，文中提及："由于各机关负责同志，还未把这工作认为必须要做的工作的一种，有的负责同志虽然口头说重要，但事实上并未实行。就以环境卫生改善补助费说，各机关来要的时候是踊跃的，要了去后，并未即时开始改善建筑。有的机关因在精简时期，恐有变动，索性不改了。这种办法，都是不对的。对于这些机关我们还要追究的。"

　　在边区政府的大力促进下，一批卫生设施陆续建立，一些卫生制度相继制定出台，城乡的卫生面貌迅速得到改善。为了倡导群众喝开水，市公安局于各通衢大道设置了公共饮水站 8 个，以供给来往行人喝水。延安新市场一带人口众多，因缺少公共厕所，粪便随处可见，影响环境卫生。边区防疫总委员会即令市府及卫生事务所在新市场建公厕一座，修缮公共水井一口，同时在蓝家坪建公厕一座，改善了延安市区的卫生状况。所有这些，看起来虽然都是小事，但边区党和政府却当作大事来抓，也确实收到了很好的效果。

陕甘宁边区卫生清洁运动中，注重"用身边事教育身边人"。1941年，延安县白台儿村疫病流行，共病死40多人，但该村高树贵一家由于讲究卫生，并未受到疫情影响。这一情况引起政府的注意，1941年6月14日的《解放日报》介绍了高树贵一家的防疫经验。文章中说，白求恩国际和平医院在调查后发现，高树贵一家不喝生水，喝水一定要烧开，喂牛也用煮开的水，不吃生冷食物，酸菜和肉都是煮熟后才吃，高家从不吃凉拌菜。这些生动的事例，对群众起到了极大的教育作用。还有1944年4月29日，《解放日报》报道：

延安市左右璋全家讲卫生不信巫神

居住在延安市东区尹家湾的左老大，即种菜能手左右璋家，为一模范卫生家庭。日前记者前往参观，见其院落清洁异常，牛棚、厕所、猪圈都安置在离家较远的地方，窑门上的方格窗户，无论冬夏，总是留着两边以通新鲜空气。窑内缸、盆、锅、碗、勺、瓶、桌、椅、箱、柜……布置得井井有条，上面没有一点灰尘。全家五口的衣服，亦清洁整齐，经常换洗。卧炕上铺着新席子，八九床被褥叠得很整齐，安置在一个特制的木架上。每天全家黎明即起，打扫清洁，晚间睡眠时每人有一床被褥，三个孩子有三个小包袱，包着自己的衣服。

左右璋及其婆姨，十余年没生过病。生了三个孩子，养得身体都很健壮，连头痛、伤风等小病都少有过。因之左右璋全家丰衣足食，安业美满。他愉快地说："我家清洁已成为习惯，不让家里有一处不干净，常年四季，衣服五六天换一次，两三天洗一次脚，出了汗就擦澡。吃饭也按时，每天早晨小米干饭，中午黄米饭，晚上稀饭，两天一次面，三天一次豆腐，七八天一次肉，不吃生饭，不喝冷水。经常注意早晚气候变化，适时添脱衣服。"左右璋的大女孩 13 岁，会纺纱；二儿子才 10 岁，已能挑水做饭，顶上半个劳动力；3 岁的三孩子，也很健壮活泼。

左右璋婆姨说到抚育孩子的要领，就是"注意卫生，注意营养"八个字。他家最大的特点，就是不相信迷信，不相信巫医巫神。左右璋说："过去婆姨有些信鬼神，买纸烧，我说这不顶用，白送钱，现在全家都不信奉这一套。"有些老百姓信神官"马脚"把事误了。左右璋认为老百姓迷信和不卫生是个大问题，他希望公家多宣传，但要注意方式。直接说他们不讲卫生，是容易引起反感的，最好是从侧面说，从浅处说，在拉起话时，顺口告诉他们把窑里收拾干净一些，少生病，公家医生看病不要钱，又顶事。这样讲解老百姓就容易接受了。

为推动卫生运动深入开展，边区政府选树了大批的卫生模范村和模范试点，并在报纸上及时报道、大力宣传。《解放日报》在短时间内集中报道：

"后沟村村长和卫生组组长对卫生工作很积极，动员了后沟村11户人家，每家做了一个蝇拍，几天里就打了7000多只苍蝇，刘占红最多，有2000多只。他们还举行了大扫除，拆洗了被子，这村过去比较脏，现在争取卫生模范。"

"新宁姚家川21户，每家都有厕所、猪圈，住的窑洞开了大窗子，打了烟洞，用具都放在一定地方。

他们不吃剩饭，不喝生水，碗盆洗得很干净，被子一年洗两次，衣服也常洗，常洗脚，女娃都放了脚，街道上的粪便拾得很净，因而该村的环境卫生很好，他们害病的也很少。该村被评为卫生模范村庄。"

经过群众卫生运动，有些不讲卫生的家庭变得讲卫生了。前面提到的"马老婆"，把25年没有拆洗过的被子也拆洗了，这件事登上了报纸，受到了村民称赞和政府表扬。经过几年的努力，边区的环境变得整洁了，边区的群众变得干净了。"干干净净做人"，良好的卫生习惯带来了良好的精神风貌，良好的卫生环境提高了人民的健康水平，也促进了边区的经济社会发展。

第 13 章

爱国卫生运动之始

我家住在黄土高坡，大风从坡上刮过，

不管是西北风还是东南风，都是我的歌，我的歌，

我家住在黄土高坡，日头从坡上走过，

照着我窑洞，晒着我的胳膊，

还有我的牛跟着我，不管过去了多少岁月，

祖祖辈辈留下我，留下我一望无际唱着歌，

还有身边这条黄河，

……

——流行歌曲

个人卫生习惯问题解决之后，环境卫生成为另一个要攻克的堡垒。事实上，两者紧紧相连、密不可分。没有卫生的环境，也就谈不上个人的卫生；如果个人卫生不良，环境也好不到哪里去。

　　当时陕甘宁边区的环境，确实堪忧。后世歌曲唱的"我家住在黄土高坡，大风从坡上刮过""我的家乡并不美，低矮的草棚苦涩的井水"之类，表现出一种苍凉之美，而当年这里只有荒凉与落后。陕北地处黄土高原，地貌沟壑纵横，气候十年九旱。百姓民居皆为窑洞，后世称其"冬暖夏凉、天然环保"其实不乏矫情的成分，当时，百姓听了，定会摇头撇嘴，有洋房的话，谁会去住那比原始人的山洞强不了多少的土窑。相关史志资料记载，中国北方的一些农村"地处四山之间，土瘠民贫，谋生不易，人民穴山以居，终年日光不能射入屋内，一家数口，恒住一窑，且有将牲畜鸡豚亦并养于住窑之内，秽气污浊，不堪名状。米粟就地储藏，尤为蕃殖鼠类之一大原因"。历史上，在陕北的很多地方就人畜混居，看起来像是把动物当宠物养，其实是人和牲口过着同样的生活。居民的厨房和牲畜房往往连在一块，有时候这一边做饭做菜，那一边就喂养骡马，粪尿堆了满地，臭气熏人。到了夏天，天气炎热的时候，满屋子的苍蝇，水井也是人畜混饮，很不卫生。这样的卫生状况，简直是疫病最喜欢的环境。"是以数年之间，该处屡次发生瘟疫，虽经派医防治，终不能铲除净尽者，良以此故。"

做好卫生防疫工作，就需要从环境卫生做起。今天如此简单的道理，放在80多年前，想和老百姓讲清楚却并不容易。千百年来，百姓对自己的生活环境已是习以为常，祖祖辈辈都是这么过来的，皇天后土，亘古如斯，还能改变到哪里去？但是，现在共产党来了，一切都不一样了。共产党在这里管事情，就是要为贫苦百姓改天换地的。为了摸清卫生状况，边区防疫总委员会印制过一份环境卫生调查表，要求各级卫生组织调查。调查项目为水井、厨房、厕所、马房及室内外卫生、垃圾处理等。经半个月调查发现，延安亟待改善的是各机关的饮水问题和厨房卫生问题。延安县柳林区区长尹登高对全区的水井进行调查，在调查中发现，全区近三分之一的水井存在问题。有的是井沿不修，有的是人畜混饮，有的是污水回流，有的是水质堪忧。水井是老百姓主要的生活资源，水出了问题，直接影响群众的生命健康。边区几次严重的传染病疫情，最后查明都是由水源不洁引起的。为了百姓的健康，防止疫病流行，边区政府从环境卫生抓起，从治理水井入手，各区各县都制订了卫生防疫计划。

早在 1938 年 4 月，《新中华报》就推出了"防疫"专栏，规定了八条注意事项：

1. 保持水井清洁，禁止在河里井水里洗澡；

2. 经常保持室内外清洁，防止苍蝇传播病毒；

3. 垃圾污物不可堆积，须随时扫除；

4. 绝对不喝凉水，不食生冷的食物；

5. 一切饮水、食物须煮沸后再食；

6. 防止汉奸潜入散布毒菌（特别注意由敌方来之携带瓶或其他器具者）；

7. 防止汉奸贩毒，贩卖含毒物质；

8. 努力扑蝇运动，防止传播病毒。

1939 年 4 月，延安《新中华报》发表《把卫生运动广泛的开展起来》的社论，号召军民把"卫生运动广泛地推动起来。这是不可缺少的伟大的抗战工作的一部分"。从此，打扫卫生成为季节性或节日性的工作。1940 年 5 月 26 日，中共中央和边区政府在中央大礼堂举行防疫动员大会，制定了一系列措施，部署开展防疫工作。1944 年起，延安市开展"十一运动"，要求"每区有一个卫生合作社，每乡有一个医生，每村有一个接生员、一眼水井，每户有一处厕所"。1944年5月24日，毛泽东在延安大学开学典礼大会上讲话号召："要提倡卫生，要使边区一千多个乡每乡设立一个小医务所。"同年6月30日，边区在中央大礼堂召开有3000多名群众参加的卫生动员大会，广泛动员党、政、军和群众大力开展爱国卫生运动，提出要彻底改变边区"群众财旺人不旺及疾病死亡的严重问题"。同年7月，边区卫生处举办卫生展览，成为推动卫生运动的有效方法，引起广大群众的浓厚兴趣，参观的人不计其数，得到周恩来、李富春、杨尚昆等领导的高度赞扬。同年11月，刘景范在边区文教会上提出，开展群众卫生运动要实行"卫生为主、医药为辅"的方针，"要发动群众打井、吃开水、不吃'死气饭'，修厕所、灭蝇、除虫，妇婴卫生，人畜分居，改造棚围及预防梢沟里的气候病与水土病（如柳拐子、瘿瓜瓜等），各地必须根据当地的具体情况择最重要者推行"。

现在我们还可以看到，陇东分区合水县1944年制订的防疫计划：

1. 在每家每户的大门上刷上黑色或蓝色（这条搞不懂为什么，大约是为了明确标识）；

2.号召大家有钱出钱，没钱出力，在大家商量之下找寻合适的地方修建公共厕所，之后刊登报纸；

3.在村中建立几个比较大的垃圾坑并且带有盖子，防止气味散发；

4.每家每户做到把家门口以及室内打扫干净，在一些空地上建议种上一些花花草草，保持空气洁净，保证每半个月有专人组织群众打扫县城，市场、空街、小巷；

5.告诫在河流上游居住的人民不能污染水源，喝水不仅要注意消毒卫生，更要保持水源洁净；

6.对于非正常死亡后的牲畜必须就地掩埋，决不允许随意丢弃在居民居住地周围，防止有人误食。

对于违反上述规定者会受到一定的处罚，处罚过三次依然不知悔改者，将受到更为严厉的惩罚。

为了支持卫生防疫工作，边区防疫总委员会拿出一笔经费作为改善环境卫生的补助，像修厕所、整修厨房、修建防鼠粮仓等项目都可以申领补助。延安市干部群众积极开展大扫除运动，由边区各防疫分区委员会同市政府、公安局，严格检审执行结果，予以奖惩。

共产党在边区推行的卫生运动，没有上纲上线讲那么多大道理，都是实实在在地从点滴小事做起，件件都要落地见效。在农村的卫生运动中，边区政府发挥县、区、乡干部和积极分子、劳动英雄、变工队队长和小学教员的作用，召开各种形式的座谈会，帮助群众订立卫生公约。还通过组织秧歌队、戏剧团，以"卫生秧歌"等群众喜闻乐见的题材和形式，在群众中开展卫生常识宣传。庆阳县利用庙会和集市向群众开展卫生宣传工作，使群众逐步懂得了卫生知识，家庭环境也干净起来了。边区还注重发挥党员先锋模范作用，唤起群众开展医疗卫生工作的积极性。一场由劳动模范和共产党员带头的爱国卫生运动在各个村子普遍开展起来。在"打苍蝇运动"中，广泛发动妇女儿童打苍蝇，城壕村的小朋友们10天打了2246只苍蝇。在"抓老鼠运动"中，群众一起动手，用灌水、火烧、堵洞口等方式，把村中的老鼠都杀死或赶走。在"厕所革命运动"中，要求每家每户都建立一个厕所，不要去水源的上游上厕所，保持水源的干净。在"大扫除运动"中，发动全村村民每月定期大扫除，让整个村子旧貌换新颜。1944年上半年，延安市共挖厕所783个（平均每4户挖一个），挖垃圾坑76个，添修猪圈100多个、牲口棚130多个、水井19个，食品商店、食品摊也都做到有纱窗防蝇设备。这些数据放在今天虽然可能不值一提，但是在当年战火纷飞、戎马倥偬之际，在落后的陕甘宁边区能做到这样，已是相当不易了。

在防疫卫生运动中，最显著的一个特色就是"乡规民约"，这是共产党调动群众积极性，提高群众自觉参与意识的有效手段。为了推进卫生清洁工作，边区各地从各政府机关到偏远山村都制定了卫生公约。卫生防疫公约是村民关于卫生防疫的"最大公约数"。这些卫生防疫公约最大的特点就是简单、切实，群众办得到。由于多数卫生公约是群众集体协商的结果，所以执行起来得到了群众的自觉支持。例如，侯冢沟的卫生防疫公约规定：每年拆洗被子两次，勤扫地，每两家挖一个茅厕，捕鼠灭蝇，提倡养猫，不喝凉水，成立识字组，宣传卫生。再如，城壕村在村民大会上选出了文化卫生委员会，制订了包括不在饮用水源上游倒垃圾、大小便，定期开展全村大扫除，病牛病羊要马上分开等详细的卫生防疫计划。针对个别群众没钱看病买药的困境，该村又通过设立医药救助金及互助金等方式，解决了群众的实际困难。城壕村因此成为远近闻名的卫生模范村。白塬村教师黄逸民组织人民群众制定的卫生公约还有几分"文艺色彩"，读起来通俗易懂，朗朗上口，便于记忆。

1. 碗筷锅盘案，饭后要洗净；

2. 若要不得病，不吃生和冷；

3. 人人手和脸，每天洗两遍；

4. 要将脚和衣，每月洗三回；

5. 窑内和窑外，每天都要扫；

6. 厕所经常铲，牛圈两次垫。

　　劳动竞赛一直是共产党做群众工作的有力抓手，边区政府发动群众开展了卫生防疫竞赛。1940 年，安塞县的卫生防疫突击月中，不仅增加了民众的卫生防疫常识，还创造出了"阴沟便所""滤水法""淋水洗脸室"等简便的卫生设备，提高了群众的卫生水平。在卫生竞赛中涌现出了许多模范村，如黑龙沟、杨家湾、南窑子等。杨家湾是延安地区最典型的模范村。以前，杨家湾的村民平时不注意个人卫生和公共卫生，随地大小便的现象随处可见。在村干部和医生的劝说下，情况大为好转，村民不但开始注意讲究个人卫生，而且还积极参与村里的大扫除，主动收拾村里道路的垃圾等，被评为边区模范卫生村之一，引得周围的村庄纷纷效仿。

　　杨家湾村位于延安市北区，长期以来是典型的"脏乱差"，该村都是牲口粪、破柴、乱草，风一刮，便秽气冲鼻，到处肮脏；村里人都从不洗脸，很少洗衣裳，常是一两年不拆洗被子，虱子一大串。村里有个吴二婆姨，和前文提到的"马老婆"一样，都是脏得不成样子，脖子好像黑锅底，窑里乱七八糟，站不得人。全村没有一个厕所，不分男女，都随地大小便。该村的大人、小孩都是喝生水，吃冷东西，加上虱子多、苍蝇多，疾病也就特别多。而且，老百姓的卫生观念差，一有了病就请巫神，不请医生。在边区推行的卫生运动中，区干部和医生多次到村里耐心地讲解劝说，并帮村民们建立厕所、垃圾坑，打扫院子。

这项工作并不容易，一开始曾遇到不少困难，如去帮助村里的高满祥家时就遭到冷遇。高满祥是个平时兼营巫神事业的农民，区干部和村干部帮他干活儿时，他却蹲在一边说怪话："你们公家人，还管人家洗脚、洗澡、洗脸了！再说，有了病，那是个人时运不好，医生也不顶事！"区干部和医生对这种人和事见得多了，听了他的怪话，仍然耐心地劝说，并且没有停止帮助他家做事，直到把院子整理干净了才走。说来也怪，没几天后，高满祥突然"时运不好"，害病了，病叫"青腿牙疳"——当时这么记载，我们现在也搞不清是什么病。医书上说，"凡病牙疳腐血者，其下必发青腿，二者相因而生"。大约是牙齿发炎，兼下肢静脉曲张。起病时初见齿龈肿痛，渐致牙龈溃烂出脓血，继而穿腮破唇，随后两腿青肿，色似茄黑，筋肉顽硬，步履艰难。几天之内，高满祥病得四肢疼痛，痛不欲生。邻居都担忧地认为，这是要命的病，怕是神仙都难办。确实，高满祥自己就是"神仙"，可惜神不治己，一点办法都没有。村卫生小组长张士华对高满祥婆姨说，赶快去找公家医院的医生吧，耽误不得。他婆姨听了这话，急忙半夜找到边区卫生处门诊部请医生，该处医生李建平连夜到高家医治，给他吃了药打了针，病情才稳定下来。

到第二天，高家见病未马上好转，就又动了歪心思。俗话说病来如山倒，病去如抽丝，患了几天的病，哪有一个晚上就好的。高满祥还是对自己的巫神事业有信心，就瞒过张士华偷偷地去请来了巫神。张士华知道了也很不高兴，就把这事告诉了李建平医生，说："球，给他治病，跑腿巴子，送他药，他还不受抬举，硬要去请巫神，白送了一万元礼，病倒更重了。活该，咱不管他了。"李建平听了，既为高满祥的愚昧生气，同时更为他的病着急，赶忙到了杨家湾。李建平到高家时，高满祥在大喊肚子疼，那个骗了他一万元的巫神正在装模作样地替他"治病"。巫神见医生来了，便悄悄地走开了。李建平见高满祥的病已经沉重，并几乎昏了过去，当即又替他打了一针。到下午，高满祥感觉到肚子不疼了，病比过去减轻了，这才相信巫神不顶用，公家医生才是老百姓的亲人。李建平详细诊查病情后告诉高满祥，他这病拖了很久，要彻底治好，需要住院才行。李建平遂把高满祥介绍到中央医院住院治疗，住了10天才把病彻底治好。高满祥出院后，不仅病彻底好了，思想观念也彻底"好"了。他回到村子里到处对人说："啊，公家医院真好，不光给治病，还吃馍馍好菜。我想伙食总得五六千元吧，药钱还不要上万。谁知到出院时，一个钱不收，真是替咱老百姓办事。"

从此以后，高满祥把他当了十几年的阴阳先生的勾当抛弃了。遇到有人来请他，他便说："没神神，没神神，你们以后不要再来请我，我现在不干这生意了。"并且见本村人病了，他还积极劝说他们请公家医生，到公家医院治疗。后来，该村的侯学义害伤寒，侯学义婆姨害痔疮，任仲华老婆得重感冒，吴三娃娃害肺炎，都是经李医生介绍住到中央医院治好的。在村干部的宣传动员、边区医院的疗效示范，和高满祥的现身说法下，全村的卫生工作也因之突飞猛进。村里召开了卫生大会，选举侯学林、王有德、王有全三家为村里的卫生模范家庭。侯学林的婆姨侯大嫂是个有名的勤快人。她丈夫是运输大队长，常有许多牲口和赶脚的在他家歇脚，她给许多人做饭，烧开水，还把院子打扫得干干净净，窑里窑外常保持清洁。像侯大嫂这样爱清洁的家庭，在该村已成为普遍现象。

为此《解放日报》刊载长篇通讯，反映了杨家湾村的转变和高满祥的事例。1944年6月30日，《解放日报》其中一版报道：

杨家湾当选卫生模范村
破除迷信　相信医药　全村气象一新

本市北区杨家湾村，在今年卫生运动中，面貌一新。

现在村里再看不见路上有牲口粪及破柴乱草，满庄都干干净净的。除过每月三次的全村大扫除外，那达（陕北方言，哪里的意思）犯有不干净的，都争着拿扫把把它扫净。厕所和垃圾坑已普遍建立，还抬了大石块把井也重新整修了，每家窑内的各种用具及被子、衣服都放得非常整齐，常洗脸、洗澡、洗衣服，被子都拆洗过，苍蝇经常打。锅台擦得黑圪油油，地下和灶台都打扫得白圪生生。大人、小孩都不喝生水，每天家里女人做饭时就打一盆开水，有的烧些绿豆汤，不吃死牲口肉，衣服洗得白是白蓝是蓝，连过去那个不洗衣服、不洗脸手、不拿扫帚柄的吴二婆姨也是这样了。村里人都说："啊，迩刻（陕北方言，现在、如今的意思）吴二嫂大大的漂亮了！"

现在该村已被选举为卫生模范村，并对北区的各村子起了推动作用。该村发动村与村的卫生比赛，在它的影响下，原先不好的村子，如鸡儿沟、蓝家坪等村子也都搞起来。杨家湾已赶上原先卫生很好的杜家沟，现闻杜家沟、任家窑子都在随时改进卫生，他们说："咱们也不泄气，咱们要和杨家湾比一比！"

竞赛中，杨家湾在北郊乡的干部大会上摆下擂台后，全乡各村向他们应战，带动了整个乡的卫生工作，推动了乡与乡、区与区之间的竞赛。延安市北区中庄村与杨庄窠村的卫生竞赛就是典型的例子。杨庄窠村以前常常因卫生条件太差而经常被批评，自从参与卫生竞赛以后，村民们改变了不良的卫生习惯，卫生条件大幅改善。村民们养成了每星期洗一次衣服，每天都洗脸的良好个人习惯。同时，村民们也开始重视家庭卫生、环境卫生的改善，将漆黑的窑洞翻新了一遍，院落也打扫得很干净。同时，在竞赛中涌现出了一批"卫生模范"。《解放日报》曾专题报道任家窑子的卫生模范——"麻老婆"，从前她虽然很勤劳，但是不讲究卫生，生活环境比较邋遢，柴火堆满房间，乳猪在厨房里乱窜，厨余垃圾不及时清理而导致发霉，碗筷等厨具也发霉发臭，房间内垃圾遍地。后来"麻老婆"因不良的卫生习惯造成眼疾，边区医生在给她治疗的同时宣传卫生保健常识，让她认识到了疾病与卫生之间的利害关系。病好后，她开始注意个人卫生和家庭卫生，带动家人参与卫生清洁运动，还成为村里的卫生模范。陕甘宁边区通过树立卫生模范代表，再由模范家庭带动其他群众重视卫生，进而逐步形成模范村，并由多个模范村逐步形成卫生模范乡，织出了一张区域性卫生模范网络。1944年11月，边区文教大会提出：全边区150万人民"自己起来同自己的文盲、迷信和不卫生的习惯作斗争"。此后，边区的医药卫生事业获得了大发展，边区的医疗工作、群众的健康均有很大提高，出现了"人财两旺"的局面。

发端于陕甘宁边区的卫生运动，一直坚持到新中国成立之后，成为如今爱国卫生运动之开始。1952年春，抗美援朝战争中，美国曾秘召日军细菌战魔头石井四郎到汉城（今首尔）出谋划策，派飞机在朝鲜和我国境内撒播带病昆虫，意图发动细菌战——当年和日本731部队做交易搞来的技术，此时派上了用场。有了1942年延安防疫经验的共产党处变不惊，在保家卫国的浪潮中，全国各地动员群众清理垃圾、保护水源、疏通渠道、打扫卫生，灭蝇、灭蚊、灭蚤、灭虱、清秽，推动了群众性卫生防疫事业的深入发展。人民群众把这项伟大的运动称为"爱国卫生运动"。党中央充分肯定了这个名称，把"卫生工作与群众性卫生运动相结合"定为卫生工作的一项原则。

爱国卫生运动不仅受到全国上下的一致拥护和参与，而且受到国际上的赞誉。1987年2月，中央爱卫会、全国总工会、全国妇联、共青团中央等9部门发出《在全国开展文明礼貌活动的倡议》，把每年3月定为全民文明礼貌月。主要内容是"五讲四美"，即讲文明、讲礼貌、讲卫生、讲秩序、讲道德，心灵美、语言美、行为美、环境美。1989年，国务院发布了《关于加强爱国卫生工作的决定》，确定每年4月为爱国卫生月。这项运动一直延续至今，仍在发挥着巨大的作用。

第 14 章

预防胜于治疗

魏文侯曰：“子昆弟三人其孰最善为医？”

扁鹊曰：“长兄最善，中兄次之，扁鹊最为下。”

魏文侯曰：“可得闻邪？”

扁鹊曰：“长兄于病视神，未有形而除之，故名不出于家。中兄治病，其在毫毛，故名不出于闾。若扁鹊者，镵血脉，投毒药，副肌肤，闲而名出闻于诸侯。”

魏文侯曰：“善。”

——《鹖冠子·卷下·世贤第十六》

这段对话大致的意思：扁家兄弟三人，扁老大的医术最高，能够在人没有发病的时候就医治好，人们以为他不会治病；扁二哥能在疾病初起时治愈，人们以为他只能治小病；扁老三也就是扁鹊本人只能在疾病发作时治疗，反而名气最大。

从这段对话看，扁老大的身份更像个防疫工作者。

其实，防疫在中国久有传统，如端午节除了吃粽子、赛龙舟，还有挂菖蒲、插艾草、沐兰汤、饮雄黄酒、"驱五毒"等传统习俗，其中就蕴含了许多养生防疫之道。这些古老的习俗究其来源，最早都是古人用来驱除疫病、维护健康的，所以端午节也可算是中国最早的"健康防疫日"。

在延安，白求恩是最早认识到疫情预防并付诸实践的医生之一。白求恩是一名优秀的外科医生，对传染病防控有着同样敏锐的预感。1939年11月11日，白求恩因手术感染发病，病危时写下遗嘱，特意嘱咐："每年要买二百五十磅奎宁和三百磅铁剂，专为治疗疟疾和极大多数贫血的患者。"人们在感佩白求恩伟大的国际主义精神的同时，很多人忽略了这一细节——这是白求恩从边区疟疾疫情出发而提出的未雨绸缪之举。聂荣臻在晋察冀军区的一次扩大卫生会议上曾经说过："到河北后，才发现疟疾，但还不严重。所以，那时白求恩讲边区最严重的病是疟疾、痢疾，应大批准备奎宁一节，并未引起大家的注意。结果疟疾比南方还严重，出乎我们的意料之外。"

毛泽东指出："减少人民疾病死亡的基本方针就是预防，就是开展群众性的卫生运动。"边区防疫工作中，针对医疗资源不足的实际情况，边区政府制定了"预防为主，医药为辅"的方针。1939年4月，《新中华报》发表《把卫生运动广泛的开展起来》，呼吁要重视卫生防疫，宣传接种疫苗的科学性和益处，呼吁广大人民群众积极接种牛痘，科学地预防天花。1940年，延安防疫委员会发起"防疫运动突击周"，把接种疫苗列为重要卫生工作之一，强调要"在各区、各组织上大量动员群众打防疫针，同时由市级防疫分会加强各区防疫工作"。儿童普遍免疫力低下，是易感染群体，容易感染天花。延安于1940年5月召开种牛痘动员大会，广泛动员家长们带领儿童进行牛痘接种。1940年，在中共中央的积极倡导下，延安群众中打防疫针的共计一千余人。为了进一步动员更多的群众接种，边区政府直接派遣医疗队深入各分区及农村地区，宣传疫苗的科学性，并就地开展接种工作。1942年，陕甘宁巡回医疗队在绥德县进行疫苗接种，其中接种鼠疫血清650人次、霍乱伤寒混合疫苗780人次。在党中央和边区政府的领导下，陕甘宁边区的疫苗接种量逐年提高，有效阻止了传染病蔓延。据统计，1940年预防接种人数达全部人口的80%。从1941年7月到1944年7月，"边区卫生处三年来共种痘5.2万人，预防注射7723人，替群众种痘11万人"。

1941年，延安出现伤寒疫情，《解放日报》特开辟"卫生"专栏，由专科医生撰文介绍传染病防治知识。第二期"卫生"专栏登载了由延安中央医院医生金茂岳和刘允中合写的题为《伤寒》的文章，向群众介绍伤寒的病因以及预防伤寒的有效办法。文章指出：

> 伤寒是可以预防的病，只要我们大家照以下几点来做，就可以不得病：一、绝对不吃生水，不用生水漱口、洗碗；二、有病早期诊断并送医院隔离，并用石灰消毒其大小便；三、注射预防针；四、厨房水房及厕所的防蝇设备及清洁。

1942年9月5日的《解放日报》第一次明确提出"预防胜于治疗"的口号。指出"预防胜于治疗，就是说不叫人生病，那是上策"，并要求"各级卫生组织，从卫生部、处，直到卫生科、所，要把保健工作，列为自己的主要工作，纠正过去重医疗轻保健的作风"，强调"我们要更主动地向疾病和死亡作斗争"。1942 年 11 月 12 日，《解放日报》发表社论《重视防疫》，通俗地把"预防胜于治疗"的道理娓娓道来：

> 我们知道，疾病的消除，不能仅仅依靠对患者的治疗，尤必须着重于事前的预防。今年防疫工作之所以能获得成绩的原因，就在于今年较早地实行了预防注射，以及防疫委员会根据去年疫病流行的经验，进行广泛的宣传，使大家提高了警觉性。注意公共卫生和个人卫生，即有个别发生病象的人，都及早地送入医院隔离治疗，这样就使疫菌不易传播。五个月来防疫工作的成绩，应当使我们更加重视这一工作：就是说，我们对于疫病不应当平时漫不经心，坐待疫病的发生和蔓延，才花费很大的力量来救治，而应当防患于未然，采取积极地预防的办法。

边区防疫总委员会的会议上，刘景范拿出一份材料，告诉大家一个好消息：陕甘宁边区防疫总委员会成立 5 个月来，预防工作颇有成效。1942 年，全延安的伤寒病人数较1941 年中央医院收治的伤寒病人少一半还多。1941 年只中央医院一处即收治伤寒病人 133 名，1942 年全延安共收治伤寒病人 55 名。这种变化说明了什么？说明毛泽东制定的方针是对的——减少人民疾病死亡的基本方针就是预防，就是开展群众性的卫生运动。傅连暲算了一笔账，他说："去年（1941 年）治疗一例伤寒病，包括药物、给养及各项供给平均约需 2000 元。今年（1942 年）以来物价涨了至少三倍，治疗一例伤寒病人至少需 6000 元。我们算个简单的减法，如果按以去年和今年伤寒病人的差数（即 133 减去 55 人为 78 人），以此数乘 6000 元，就要花 46.8 万元。而我们今年一共花了多少钱呢，只有 13 万元。这中间的差额，就是预防省下的。这还只是伤寒一种病，再加上其他传染病，效果更不得了。这还只是经济账，如果从政治上算账呢？一个干部病了或甚至死亡，给革命造成的损失何止如此？防疫工作上的成效，则在无形中减少了这笔损失。因此，防疫工作的可贵就在于以较小的费用，达到了节省大量物力人力的目的。这种意义是不容忽视的。"

刘景范说："边区医药是很缺乏的，近年来虽在不断努力扩充中，但今天的供给远远赶不上实际的需要。试想，若今年的病人不要说较去年增多，就是与去年相等，则医药费的开支，将是怎样一个惊人庞大的数字！何况一个人病了，其精神上和物质上的损失，都会多少影响抗战，如果不幸死亡，则损失更大。所以，我们今后的工作中，必须坚定不移地坚持'预防胜于治疗'的原则。古人说'上医治未病'，讲的就是预防的道理。我们现在还比较穷，比较落后，当然要格外重视预防；就是将来有钱了，先进了，预防的效用也不容忽视。我们要解决群众卫生工作，必须从预防入手。"

防疫工作被纳入边区政府工作考核体系。1942 年 8 月 14 日，《解放日报》的报道《秋天到来了，快预防伤寒、痢疾！》就提出了防疫考核的措施。当年的报纸上许多文章，基本上可以视同中央文件看待的。

转瞬已经到了初秋，瓜果都上市了。苍蝇繁殖了一夏季，现在正达到最多的数量。延安市及几个县区（靖边、安塞、延安县等），据不完全的报告及统计，伤寒、痢疾病人又有逐渐增加的趋势。依据去年（1941 年）的经验，如现在不加紧预防，九、十月间，将又要流行为害的。

我们已经不止一次地指出预防伤寒、痢疾的方法，陕甘宁边区防疫委员会及市政府为此也颁布了许多办法，发动了大扫除运动，以及不喝生水，不吃生冷食物运动，并进行了许多扎实的预防措施，现在虽然已经有不少的机关和人民响应了号召，动作起来，但发病的总例数仍未见减少。与去年同时期（1—7月）相比，几乎是相等的情形来看，防疫工作还是落在客观需要的后面的。推其原因，主要仍是因为社会人士对这一工作仍认识不够，觉得自己或自己周围的人，没有病倒之前，是不要紧的！这种想法，使防疫工作受到了阻碍，同时也使革命的力量受到损失。

今天，在医药这样缺乏，而且断了来源的时候，在物资、人力均亟须精简的时候，防疫工作是有着政治的意义的！

因此为了保证防疫委员会及市政府的防疫办法及措置，能普遍、广泛、深入，而且彻底地首先在干部中推行起见，我们建议：党、政、军最高领导机关，分别训令所属，一体严格执行防疫委员会的指示，并应以各机关，此后发生伤寒、痢疾病人数目的多寡，来测定该机关防疫工作的效率，作为行政上的重要考绩之一。同时在各机关党的组织上也应来保证这一工作的完成，只有这样，方能彻底地而有效地减少伤寒、痢疾的危害。

针对一些部门对预防工作的认识偏差，1943 年 5 月 3 日，《解放日报》发表了《夏季防疫工作》的时评，总结了边区开展防疫工作所取得的成绩，同时批评了"一些卫生机关与同志，还没有认识清楚防疫工作的重心，还多多少少保留一些只注意治疗、不注意预防的观点"，认为"这是防疫工作的一个障碍"。要求"各个卫生行政的领导部门要注意纠正这种错误观点，不仅要认真治疗已患传染病人，而且主要是要积极预防传染病的蔓延和发生"。1944 年 8 月 13 日，《解放日报》刊发了时任延安市副市长马豫章的文章，强调，今后不论是下乡义诊给群众看病的医疗队，还是在当地进行群众卫生工作的干部，都必须努力掌握"预防为主，医药为辅"的方针，尽自己最大的努力发动广大群众去开展有关卫生清洁的工作，预防疫病发生。在"预防胜于治疗"的方针指导下，边区建立了一系列疫情预防制度。例如，各单位明确规定了预防伤寒的 10 条注意事项：

　　1. 一切饮食品均须蒸煮后食用；

　　2. 饮食用具用开水洗涤后使用；

　　3. 大小便后饮食前须洗手；

4. 不吃冷食、不喝生水；

5. 减绝厨房食堂的苍蝇；

6. 病人要隔离；

7. 护理探视病人后须洗手消毒；

8. 病人用具和大小便器用后须分别消毒和掩埋；

9. 自己有病，不要接触别人；

10. 消毒法可用水煮洗、掩埋、焚烧、日光曝晒、石灰水浸洗等。

第15章

笔杆子的"疗效"

《解放日报》在边区已成为一个组织者。没有《解放日报》，在这样一个人口稀少，地域辽阔，在全中国算是经济文化很落后的地区工作，是很困难的。有一个《解放日报》，就可以组织起整个边区的政治、文化生活。

——毛泽东《关于陕甘宁边区的文化教育问题》

枪杆子与笔杆子，是对付敌人的两件重要武器。

针管子与笔杆子，是对付疫情的两件重要武器。

在陕甘宁边区防疫工作中，宣传工作发挥了重大作用，报纸成为重要的防疫阵地。毛泽东曾经指出："现在我们边区，开会是最重要的工作方式，报纸发出去就可以省得开许多会。我们可以把许多问题拿到报纸上讨论，就等于开会、开训练班了，许多指示信可以用新闻来代替，所以报纸可以当作重要的工作方式和教育方式。"他甚至要求，中央同志要善于利用报纸，要有一半的时间用在报纸上。

陕甘宁边区防疫总委员会成立后，专门设有宣传教育股，根据防疫中心任务开展宣教工作。在笔杆子防疫的主阵地，主要包括"两报"——报纸和墙报，"两会"——庙会和展览会。中国共产党在陕甘宁边区发行的报纸主要有《边区群众报》《解放日报》《新中华报》。上述报纸发行期间曾大量刊载卫生防疫报道，据不完全统计，《新中华报》中有关卫生和防疫的报道共计24篇，《解放日报》中有关卫生和防疫的报道共计217篇，《边区群众报》中共计77篇。

党中央把报刊当作开展卫生防疫宣传的主阵地。特别是《新中华报》和《解放日报》都拿出大幅版面，开展专题报道。《新中华报》在1938年4月就建立起了"防疫"专栏，宣传卫生防疫常识、报道最新的卫生事件。通过这个专栏，群众可以了解专业的卫生防疫知识，从而更加重视卫生健康问题。科普作家高士其于1938年4月5日在《新中华报》上呼吁要重视卫生防疫，他强调："疫是集体的病。一个人病了，传染出来，变成了大众的疫，变成了危害我们身体的要犯，削弱我们民族的力量的恶疫。"

1941年5月16日，《解放日报》创刊，毛泽东为《解放日报》报头题了字，并撰写了《发刊词》。《新中华报》全体工作人员基本上都转到了《解放日报》工作。《解放日报》创刊后，专门开辟了"卫生"宣传专栏，定期刊登各地区的卫生工作报告、成绩和卫生工作经验；请医药专家撰写防病常识，介绍各种传染病的防治办法，起到了很好的宣传作用。以"反巫神运动"为例，为了配合这一运动，《解放日报》在1942年至1945年共刊登了73篇相关文章和报道。例如，《巫神过阴的故事》（1944年6月8日）、《巫神的骗术》（1944年6月18日）、《巫神白从海的坦白》（1944年6月18日）、《闹鬼、捉鬼、出墓鬼、血腥鬼、红鞋女妖精都抓走了》（1944年8月12日）等文章揭露了巫神欺骗群众所惯用的把戏，令人咋舌；《八个巫神转变了——模范自卫军史月祥的故事》（1944年6月30日）、《吴旗、李九滋不再做巫神 痛改前非积极生产》（1944年6月19日）等文章反映了巫神重新做人的转变；《"文化棚"代替了"娘娘庙"》（1944年10月6日）、《利用庙会改造庙会》（1945年5月5日）等文章则说明了"反巫神运动"的成果；《清涧陈家塔等两村旧法接生害死人，王光烈佺妇请西医接生平安无事》（1945年1月20日）、《安塞罗家婆姨不信医　娃娃被老婆娘烧死》（1945年6月10日）和《迷信神害死人！葭县白家甲村抬"龙王"求雨淹死五人》（1945年8月7日）等文章向受众展现了科学的力量。这一系列报道，对于普及医药、改造巫师，积极推广妇婴卫生取得显著成效，对陕甘宁边区移风易俗的工作有重要影响。

1941年的延安流行伤寒病，10月2日，中央卫生处在《解放日报》上发布紧急通知，报道了党中央和中央首长对加强卫生防疫工作的指示。担任《解放日报》的"卫生"专栏主编的李志中，提出"预防胜于治疗"的口号，受到了毛泽东等领导人的赞赏。1941年11月24日，第一期"卫生"专栏刊登了李富春写的《发刊词》：

　　康健之精神，寓于康健之身体。战争之胜利，决于敌我力量之对比。神圣的抗日战争已经进行五个年头了，此五年中，敌我力量，受战争影响呈现出显著变化。敌人方面：物力渴绝，人力疲惫。我国方面：物力则取之不尽，用之不竭，人力则方兴未艾，越战越强。今天在延安在全中国讲求卫生发展卫生运动，使新中国的新人活泛泛的精神焕发，心身喜悦，坚强抗战必胜信心，有着重大的政治意义。

首期《卫生》副刊同时登载了何穆院长撰写的《延安伤寒流行的教训》。为了更好地普及卫生知识，《卫生》副刊又开辟了"讲座"专栏，请著名的医生来撰稿，介绍一些常见病的发病原因、症状、如何治疗及保养等知识。例如，金茂岳和刘允中合写的讲座文章《伤寒（肠热病）》，介绍了什么是伤寒病及其死亡原因、预防措施。此后，每一期专栏都有专科医生撰文，如何穆写的《肺痨病的疗养法》，就系统地介绍了肺痨病是怎么传染的，有什么症状，如何疗养治愈。《卫生》第五期还特别刊登了傅连暲撰写的《春季防疫专号》，阐述了春季防疫的重要性，编委会配文列出《春季主要传染病预防表》。1942 年 10 月 15 日，《解放日报》刊出魏一斋的文章《"出水症"的一种——回归热》，向读者群众解释：

中央医院今年秋季收了很多老乡们，据他们自己来说就是"出水症"，但经过检验室同临床的检查我们发现了：出水病其实是下列各病如伤寒、副伤寒、流行感冒、症疾（比较少）、伪麻质斯热、回归热……都是包括在老乡们所说的"出水症"里面。回归热，是一种传染病，是由虱子传染而来的。回归的意思，是病得了发烧五至七天便突然出汗退热。患者自己觉得病是好了，但过六至十天的工夫，病又来一次，同以前一样。这样好好坏坏可能拖延一二个月，常发烧，所以叫回归热。

这些科普知识对于预防疾病起了很好的作用。在防疫工作中，防疫总委员会与《解放日报》"卫生"副刊合作，刊载防疫文章，编辑了防鼠疫专号，刊登防鼠疫、赤痢、伤寒的文字图画。此外，绘制防鼠疫图画30张，分别贴在机关、学校、路口；制成防疫宣传牌大小81块，分挂于各路口。各防疫机构有时派专人到延安的机关、学校、部队，向广大干部战士宣传疫病防治知识，也收到较好的效果。为了让老百姓正确认识疾病，及时预防疾病，陕甘宁边区大力开展卫生防疫宣传，而且针对百姓文化程度不高的情况，文章特意都是用老百姓能听懂的话来写，口气亲和、文字平白，没有一点权威面孔和酸文假醋。1944年5月18日，《解放日报》刊登了一篇预防麻疹的文章，标题是《娃娃们赶快预防打糠采》：

　　最近延安市，有些娃娃发生打糠采，原来打糠采倒不是什么重病，但是一种传染病，只怕医治和照护不好，就会得肺炎，这才糟糕哩，有些娃娃得病后，转成肺炎死了。

打糠采最好的预防方法，就是不要抱着娃娃乱串门子，不要接近流鼻涕、流眼泪、咳嗽的娃（打糠采起头，在没有出疹子前，就是这三种病状），这病在开头惹小娃的力量是强的。到红疹子已经发出了，就更不能和健康的娃娃放在一起了。

已经得了打糠采的娃，要和别的娃好好隔离起来。打了糠采，怕受风受寒，受风后，就容易得肺炎。所以打糠采的娃，要住在较暖的窑里，窑洞要透空气，进日光，不要有很大的烟。娃的鼻子、耳朵、眼睛要常洗，免得耳朵流脓、眼红。多给娃喝煎水，要吃菜汤、鸡汤等有营养又容易消化的东西。

在两岁以内，身体瘦弱又缺奶的娃，打了糠采容易转重症，所以更要注意预防。已经打了糠采的娃，就不会再打糠采了。他们的血里有一种可以抵得住糠采的东西。正在打糠采的娃，和还没有打糠采的小娃娃，为了预防，为了免得转重症，最好找医生，打一针血，父母或已打糠采的娃娃的血都行，这样可以救活很多娃。

有人说："人人要打一回糠采，所以不必预防。"
这说法不对，最好是不要得病，特别是小娃娃，得了
这病是危险的。

有娃的妈妈们，要好好地注意预防这种病。

除了报纸就是墙报，包括黑板报、宣传栏等。毛泽东对
墙报也十分重视，他在《关于陕甘宁边区文化教育问题》中
说："墙报也可以当作工作方式……我想一个伙食单位，比如
说有 100 个人，出墙报一张。这里总有一个首长，他就要把
墙报当作自己组织工作、教育群众、发动群众积极性的武器，
自己写社论……假如现在有 200 个机关办墙报，每个墙报来
一个编辑，来一个首长，开一个 400 多人的会议。这个会一
定要首长参加。首长负责，亲自动手，墙报才能办得好。要
把墙报办得又有革命的内容，又生动活泼，成为组织各机关
工作的一种工作方式……这样来办报，那么全边区可以有千
把种报纸，这叫作全党办报……这样一来，我们的报纸可以
起很大的作用。"此外，其他防疫宣传方式还有歌谣、戏剧、
秧歌、画图等。例如，1945 年 2 月，陕甘宁晋绥联防军卫生
部和中国医科大学组成了一个 50 余人的宣传队，根据陕甘宁

边区的实际情况，编排了《军民联合反巫神》《家庭卫生》等秧歌。陕甘宁边区卫生署还组织编写了《妇婴卫生》《农村卫生》《传染病的防治和护理》《军民手册》《传染病防疫问题》《防疫须知》等多种通俗易懂的卫生知识小册子。这些都提高了军民的健康防病意识，为防止疫病的蔓延和流行起到了积极的预防作用。

"两会"之一是庙会。庙会是具有悠久历史的传统民俗，是陕北地区各类民俗活动的聚集地。1944 年，陇东分区共有庙会 271 处，三边 67 处，绥德分区的四个县庙会即达 500 处之多。在庙会这种人流集中的地方进行卫生宣传，是行之有效的动员方式。庙会宣传的主要对象是妇女和儿童，以妇幼防疫知识、妇幼卫生为主。在庙会上，通常把卫生常识融入秧歌当中。例如，延安清凉山四月八日庙会，子长县三月十八日娘娘庙会，边区组织医护人员和宣传队队员分别以秧歌的形式演出"卫生歌""治糠采（麻疹）""勤婆姨""怎样养娃娃"等卫生宣传节目，收到良好的效果。又如，庆阳县于三月举办的桃花山庙会上，当地的剧团、庆阳小学、陇东中学等协同组织成戏剧团和秧歌队，通过表演引导人民群众树立卫生防疫意识。庆阳八一剧团演出秧歌和戏剧，教育群众讲卫生；助产士训练班的 10 多个女同志分散在妇女群众中讲解怎样生娃娃，都很受群众的欢迎。据相关资料记载，当年宣传卫生防疫知识的秧歌剧，比较经典的有《全家订卫生计划》《军民联合反巫神》《赵老太太转变》《田巫神自新》《家庭卫生》等。这些秧歌剧取材于真实的生活案例，提倡人民群众讲卫生，树立卫生防疫意识。例如，《不求神　靠自己》就是一首卫生宣传歌曲，向群众揭露了巫婆、神汉的真面目，呼吁群众生病了必须去医院。该歌曲部分内容如下：

> 有病求他误病人，
>
> 无财求他枉费心，
>
> 烧香化表一场空，
>
> 只怨自己讲迷信，
>
> 要人旺，讲卫生，
>
> 吃的穿的要干净，
>
> 有病赶快请医生，
>
> 大人娃娃都安宁。
>
> ……

为了把卫生防疫宣传和文艺表演有机地结合在一起，中共中央西北局宣传部、边区文协、西北文工团、民众剧团、《边区群众报》、教育厅、中央出版局等单位联合开会决定：文工团等下乡演出时，卫生署派医生、助产人员配合工作；下乡剧团除做卫生宣传外，还要帮助地方做卫生建设。

庙会之外还有展会。对边区的普通群众来说，看报读报存在一定的困难。于是，卫生宣传部门就通过举办卫生展览的方式进行广泛宣传。卫生展览会是在中共中央的领导下，由边区部队、大型公立医疗机构、边区卫生部、教育科研机构、社会团体等单位协同举办的。医务工作者在展览会上通过讲解各类卫生器械、药草和病例数据，直观地向群众宣传普及妇婴卫生、疫病防治知识。从 1939 年至 1945 年，中共中央在陕甘宁边区举办了 13 场大规模的卫生展览会。1941 年 5 月，在延安文化俱乐部内，医药界和青联举办了卫生展览会，陈列展出各种疾病的预防方法及边区生产的药品。1943 年 11 月，八路军留守兵团举行卫生展览，展出多种中西药材。在展会上，边区医疗队为了教育群众不喝生水，"把有病菌的食物和生水放在显微镜下，让群众观看，因而收效很大"，医疗队走过的地区，无一人再喝生水了。1944 年7 月，在杨家岭中央大礼堂举办延安市卫生展览会，毛泽东为展览会题词"为全体军民服务"。这次展览会的展览内容丰富多样，包罗万象。其中，展出实物 659 件，图画 260 张，实物类主要包括陕甘宁边区自主研制的药品、医疗用品、防疫用品、医疗器械等。展览会历时8天，参观人数近2万人次，有的群众连看了四五次还不够。周恩来、李富春等中央领导参观展览后给予了很高的评价。徐特立先后参观了8次，并撰写了《卫生展览会的重要意义》一文，刊登在《解放日报》上。

1942年5月2日至23日，中共中央宣传部召开延安文艺工作者座谈会。中央有关负责人、各文艺团体负责人及文学艺术工作者百余人参加。毛泽东发表重要讲话，深刻地阐明了革命文艺为人民大众服务的根本方向和文艺工作者深入工农兵、密切联系实际、学习马克思主义、改造世界观的重要性，回答了现代文艺运动中的许多重大问题。鲁迅艺术学院的文艺工作者们响应"走出小鲁艺，到大鲁艺中去"的号召，把陕北的秧歌曲调填上新词，两三个人扭着秧歌唱起来，同时配以伴奏，讲述卫生防疫故事，这就是鲁艺创造出来的歌舞小戏——秧歌剧。这秧歌剧因其民族化和大众化，深受大家的喜爱。活报剧当时也是十分流行的一种剧目。这类剧目能及时反映时事，以达到宣传的目的，就像"活的报纸"，具有很强的政治性、时效性、通俗性。延安中学自编自演过一个破除迷信、宣传讲卫生的秧歌剧，叫《看病》，主要是宣传破除迷信，不要相信鬼神和巫婆。中央医院的医护人员演出过一场《黑狗精是妖怪》的秧歌剧，说的就是有病不要请"神神"，而是要到医院治病的故事。中央医院还排演了《一碗饭》《护士拜年》等新编秧歌剧、活报剧，宣传新法接生、讲卫生、预防疾病的一些卫生常识。1944年春节，中共中央总卫生处组织编演的以宣传卫生防疫为主要内容的秧歌剧，到安塞真武洞等地演出，人称"卫生秧歌"。由中央医院表演的《护士拜年》，讲述了一个农村大娘生了几个儿子，都没有养大成人的故事。因为说的都是农村的现状，所以在各地演出后，都引起了轰动。

毛泽东说："如果在五年到十年内，我们办起了很多种报纸，组织许多识字组，扫除了文盲，把艺术再来一个普及，并且注意到医药卫生，改善医疗条件，那就差不多了。共产党是不是有用，也就是说共产党有无存在之必要的问题，也就解决了……20多年以来，我们党首先学会了政治，后来又学会了军事，去年学会了经济建设，今年要学会文化建设。如果文化建设取得伟大的成就，那我们就又学会了一项很大的本领，陕甘宁边区就可以在全国成为更好的模范！"

第16章

共产党的"窑洞疫苗"

> 我们的方针要放在什么基点上？放在自己力量的基点上，叫作自力更生。我们并不孤立，全世界一切反对帝国主义的国家和人民都是我们的朋友。但是我们强调自力更生，我们能够依靠自己组织的力量，打败一切中外反动派。
>
> ——毛泽东《抗日战争胜利后的时局和我们的方针》

如果有人告诉你，共产党在延安时期就研制出了疫苗，可能很多人都不相信，然而事实的确如此。20 世纪 40 年代，陕甘宁边区就开始在艰苦的条件下生产疫苗，这"窑洞疫苗"

在抗日战争和解放战争中发挥了巨大作用，对保护边区军民健康，保证部队战斗力，可以说是厥功至伟。

中国疫苗的发展比西方晚了半个多世纪。当西方大力推行疫苗防疫时，大多数中国人还不知道防疫为何物，对致病性微生物、疫苗、血清、抗毒素之类的洋名词，还是如闻天书。在 20 世纪初的上海租界，为了打防疫针甚至险些酿出事端。

中国的防疫卫生事业从技术到观念，都与西方发达国家有着很大的差距。从 1919 年国民政府设立中央防疫处算起，中国的疫苗研制与欧美一直存在代差。但是，一代又一代的中国防疫工作者，特别是共产党的防疫工作者和疫苗科学家没有被难倒，在艰苦的条件下，他们呕心沥血，自力更生，筚路蓝缕，硬是创造出了许多奇迹。

人民军队用上自己的疫苗，是从延安开始的。全民族抗战时期，陕北的八路军就种上了牛痘——这在当时确是件先进的事。《中国生物制品发展史略》记载：抗战时期条件十分艰苦，在延安的中国医科大学克服困难，土法上马，试制出 30 万—40 万人份的痘苗为边区人民和八路军各部队预防天花之用。前文曾经提到的中国医科大学教育长、微生物专家曲正，就是这一项目的带头人。

全民族抗日战争胜利后，1946年至1948年，为进一步落实预防为主的工作方针，保证边区军民健康和解放战争的胜利，周恩来指示要尽快研制出自己的生物制品来。1945年，军委总卫生部部长苏井观、副部长傅连暲责成卫生部保健科科长李志中牵头，组织血清疫苗的制备工作。李志中，1933年毕业于复旦大学医学院，1940年参加八路军，曾任中央医院传染病科化验室医生兼训练班主任，后任军委卫生部保健科科长。他还是一名才子，《解放日报》"卫生"副刊上的很多文章都出自他的手笔。战场的需要，就是研制的动力。李志中在延安奉命研制牛痘苗，还没有来得及展开工作，就因胡宗南进攻延安而被迫中止。随后，李志中随中央机关撤到了子长县瓦窑堡。1946年冬，在瓦窑堡成立了军委卫生部卫生试验所，由李志中任主任，周百其、翁远、姜恒明为副主任，展开工作。其中，姜恒明是一位兽医——莫要奇怪，研制牛痘离不开牛，有牛自然就离不开兽医。

此时战火已逼近延安，中共中央决定将人员机构一分为三，由毛泽东、周恩来、任弼时等人组成中央前敌委员会，转战陕北，指挥全国的解放战争；同时组织中央工作委员会，刘少奇任书记，朱德任副书记，经由晋绥解放区进入晋察冀解放区，进驻河北省平山县西柏坡村开展工作；叶剑英、杨尚昆等率中央和军委直属机关大部分工作人员组成中央后方工作委员会，到达山西临县。军委卫生试验所跟随中央后方工作委员会东渡黄河，迁往晋绥解放区。1947年，卫生试验所落脚在山西兴县吕家湾，更名为晋绥卫生试验所。试验所下设有痘苗、疫苗、破伤风、培养基、生化和采血等若干实验室。在吕家湾的二十几孔土窑洞里，李志中和姜恒明带领从延安来的一部分同志以及晋绥当地的同志开始研制疫苗。这是什么样的科研条件啊，不仅设备、器材、试验动物奇缺，没有任何资料数据和技术可以借鉴，还要边打仗、边行军，地上有敌人追赶，天上有敌机轰炸扫射。就是在这样艰苦的条件下，他们不仅试制出了疫苗，还作出了许多创新之举。

山西兴县吕家湾的夜晚，月明星稀，黄河如带。李志中坐在油灯下整理一天的工作笔记。看着"孵箱"二字，他不由得皱起了眉头，这是疫苗研制必需的恒温设备，需要用电热保温。但是在这偏远的晋西北，哪里有电，许多老百姓连"电"这个词都没听过。此时此刻，对他们来说，这孵箱就像是农民手里的锄头、战士手中的枪，没有就没法工作。怎么办？这两天他们想过了很多办法，但效果一直不理想。李志中盯着孵箱草图看了很久，突然闻到一股焦味——原来不知不觉间，煤油灯烧到了他的头发。他急忙找了块毛巾擦拭，擦到一半，猛地停了下来，他开始盯着煤油灯出神，接着在灯罩上摸了又摸，擦了又擦。摸着摸着，他眼前一亮：孵箱保温，其原理是用电来产生热量，那么，煤油灯不是一样能发热、保温吗？想到这里，他马上把姜恒明、周百其几个同事喊来，把这想法说了。大家都觉得有理，马上动手试验，把几盏油灯放在孵箱周围，用温度计伸进箱内一测，保温的效果居然与电没有太大的区别。几经实验，他们发现六盏煤油灯的保温效果最好，产品就此定型，这些"巧妇"终于作出了无米之炊——"煤油孵箱"就这么发明了。

下一个问题是疫苗要大量生产，需要大型温箱。小的孵箱可以用煤油灯解决，大型温箱却犯愁了，总不能浇上煤油烧吧？不过有了上次的思路，这也难不倒他们：当地有的是窑洞，冬暖夏凉，本身就是"恒温设备"。受此启发，他们集思广益，发明了"地坑孵箱"——在大窑洞中套小窑洞，安双层门，设夹层墙。在夹层中填糠，再烧起火炕，窑上安一个温度调节孔，可以将窑洞内的温度控制在 36 ~ 38℃，整个窑洞就变成了一个大"孵箱"。就这样，试验所的全体同志自力更生，群策群力，反复实践，不断从失败中总结经验，不断取得新的成果。对于研制出的生物制品，他们首先在自己身上进行试验，"以身作则"地验证之后才投入生产。经过艰苦的努力，终于研制出前方急需的破伤风抗毒素、破伤风类毒素、牛痘苗、伤寒副伤寒混合疫苗"四大产品"，不仅满足了晋绥和陕甘宁边区的需要，而且还支援了兄弟解放区。这是解放区第一次制造出生物制品，具有开创性的意义，为支援革命战争，减少军民伤亡作出了重大贡献。

现将这四大产品分述如下。

第一个产品是牛痘苗。牛痘已被发现和应用了100多年，技术相对成熟，简言之，就是将牛的皮肤划破，把毒种涂上去，等牛皮上长出脓疱，刮取脓疱加工就制成了。牛痘苗的制备虽然比较简单，但是要在晋西北落后的条件下生产也不容易。他们克服重重困难，在山区建立饲养场，在狭小的窑洞里搭接种台，采取种种措施保证种了痘的牛不被杂菌污染。经过几次失败后，当年最终生产出牛痘苗40万人份，其中30万人份供给了陕甘宁和晋绥边区、10万人份支援了晋冀鲁豫边区。

第二个产品是伤寒副伤寒混合疫苗。李志中、翁远、周百其、马兴惠、李振山、刘锦章等人带着后方同志冒着生命危险从国统区"偷运"进来菌种，又让北平军调处的同志捎回10多只供实验用的天竺鼠，就开始了研制工作。疫苗研制工作得到了军队和地方各单位的支持，陕甘宁晋绥五省联防军卫生部药厂、延安中央医院和延安白求恩国际和平医院等单位给他们送来了急需的仪器和试剂。他们克服了菌种鉴别、细菌计数等困难，最终成功地制造出了第一批伤寒副伤寒混合疫苗。1947 年 7 月至 1948 年 5 月，共制造出混合疫苗55672 毫升，可免疫 22268 人。

第三、第四个产品分别是破伤风类毒素和破伤风抗毒素。破伤风是令野战医院十分头痛的一种疾病，过去一直没有救命的良方，很多时候只能眼睁睁地看着受伤的战士死去。破伤风类毒素的作用与疫苗相同，给健康人注射后，可预防破伤风感染；而破伤风抗毒素是治疗破伤风感染者的，注射后可挽救患者的生命。试验所的研究人员屡败屡战，先后在1947 年 9 月攻克破伤风类毒素，1948 年 1 月研制成功破伤风抗毒素。1947 年 10 月至 1948 年 5 月，共生产破伤风类毒素49157 毫升，可免疫 12289 人；1948 年 2 月至 1948 年 5 月，生产破伤风抗毒素 13883 毫升，可治疗 6473 人。而且，这"窑洞疫苗"的质量还优于从国统区购买的同类产品。

战争环境中的科研，比起平时困难不知大几倍，战争时期对药品、疫苗的需求也比平常迫切许多倍。这样的环境，逼得他们不得不开动脑筋、加快速度，因此创下了许多平时难以创造的奇迹。用来测定毒力和抗毒素单位的试验动物只有 10 多只天竺鼠，远远不够用，又没有地方去买，他们就用小羊、家兔和狗来反复试验，最后发现家兔比较合适。经过试验，他们算出了家兔对毒力和抗毒素的感受指标，后来干脆改用家兔来测定。

此类大大小小的发明创造，在当时还有许多。他们经过艰苦努力，克服了一个又一个难以想象的困难，终于完成疫苗研制任务，并不断地扩大生产，充分保障供给，保证了前方指战员的需要，为增强部队战斗力作出了贡献。

1948 年 3 月，党中央机关离开陕北前往晋察冀。经过晋绥军区时，毛泽东听了总卫生部关于晋绥卫生试验所研制生产生物制品的情况后，高兴地给予称赞。1949 年 1 月，晋绥军区卫生部特授予姜恒明、宿树南、周百其等同志"甲等人民功臣"称号，给晋绥卫生试验所记集体大功一次，并授锦旗一面，上绣"发扬艰苦奋斗、积极创造的精神"。

第17章

艰难困苦，玉汝于成

我们处在财政供给问题的严重威胁下。由于这个原因，迫使我们不得不想到全体动员从事经济自给的运动。那时，我们在干部动员大会上曾经这样提出问题：饿死呢？解散呢？还是自己动手呢？饿死是没有一个人赞成的，解散也是没有一个人赞成的，还是自己动手吧——这就是我们的回答。

——毛泽东《财政问题与经济问题》

陕甘宁边区当年的疫情防控，是在极端困难的条件下进行的。

"没有枪、没有炮，敌人给我们造。"然而，没有医、没有药，却很少能指望得上敌人。战斗中能缴获药品，比枪炮还珍贵。耿飚在回忆录中提到，在中央苏区，红军长征前的广昌战役中腿部负伤，流血不止。一个红军战士杨梅生送了他一瓶救命药，说这神药叫"雷公助你"，是万灵药。到了后方医院，耿飚请教医生后才弄明白，这是西药"雷夫奴尔"，是很好的清创剂，确有止血的奇效。红军攻打甘泉的时候，耿飚带着突击队爆破城墙，敌人朝城墙下投掷手榴弹，耿飚的颈部被弹片划过，一股鲜血滋出小半米远。彭德怀得知后赶来探望，一看他的伤口就大叫不妙。"这么严重的伤，只涂点白药可不行！"于是彭德怀一个电话，徐海东便派出卫生部的戴部长星夜兼程地赶到甘泉。戴部长发现耿飚伤到了三角区，距离动脉很近，十分危险，于是马上给他清创、消毒、上药，紧急施救。耿飚看到戴部长拿出大把的药品和崭新的医用纱布，还开玩笑，说："老哥，你什么时候这么大方了，可不像江西那时候啊！"戴部长不紧不慢道："打了 109 师，缴获了他们的兽医营。"耿飚大惊道："你不会给我用的兽医药吧？"戴部长笑着说："正是。"多少年后，这些老革命将其当作逸闻来讲，我们也当作趣闻来听。然而当年，这就是红军的医疗条件，不知有多少红军将士因为治疗不及时而牺牲了生命。

到了全民族抗日战争时期，八路军缺医少药的状况并没有多大的改变。中央医院算是最好的医院，照样是各种设备、器械、药品都缺，药房仅有少量国外救济药品，以及我方人员冒着生命危险从敌占区搞来的少量西药。这些药多是原料药，到医院还得再进行调剂、配制。边区流行伤寒病时，医院连最常用的氯化钙、葡萄糖和各种强心剂都没有。为了解决药品的不足，医护人员还要经常上山采集中草药，回来自己配制各种药品。医疗设备也很少，每个科只有三四支体温计，每天查体温时，四五十个病人轮流测试一遍，要花费不少时间。那时的注射器都是玻璃制品，护士们小心翼翼地洗涤干净，用蒸馏水冲洗后煮沸消毒，反复使用，直到漏气、漏液，磨损到不能再用为止。护士交接班时，要把注射器、针头、体温表逐个查看是否有损坏，还要在交班本上签字。磨针头是护士的一项任务，用过的针头要在磨石上磨尖后再用，直到把针头磨短一节，实在不能用了才废弃。当时，全医院仅有一台小型X光机，因为缺少发电设备，所以平日只好搁置在那里。等到确需透视的病人凑到了一定的数量，医院才向有关单位借来一台小型发电机，带动X光机进行拍片检查，拍片工作完成后再将发电机归还。医院当时也没有血库，抢救危重伤病人时全靠医生和护士们轮番献血。

手术室建在窑洞里，虽说是冬暖夏凉，但要在冬季里给病人做手术，自然室温远远不够。因此，在冬季必须采取地炕烧煤采暖，提高手术室的温度。通常在手术前一天晚上就要生起火，烧上一夜，到第二天早上才能达到所需要的温度。如遇急症病人需要马上进行手术时，值班员就迅速点燃五六盆木炭端入手术室内，医生就在炭火的映照下为病人进行手术。当时的延安一无电、二无油，手术照明是个大问题。在夜间为急症病人动手术，医护人员就靠一盏悬挂的汽油灯和几盏小煤油灯来照明。有段时间国民党顽固派对边区封锁甚严，中央医院连手术缝合线都很难买到，只好买来棉线经脱脂消毒后代用；手术活动刀片用完了，就用固定的刀子替代；手术刀钝了，磨快后再用；手术剪刀坏了，自己修理好再用；手术缝合针断了针尖，磨尖了继续用；止血钳坏了，也要自己修。没有正规的热水袋、灌肠器等用具，就土法上马，找工匠用白铁皮制作代用。手术室的洗手桶也是自己设计制作的，用几根绳子和几段铁丝控制，用脚踩桶下面的板，水即流出，脚松开时，水即停止。在这里，没有一次性的敷料，几乎所有外科的绷带、纱布都要清洗、消毒后再用，直到用烂为止。医用的橡皮手套都是洗干净消毒后再用，破了的手套要及时补好，多次补过的手套给助手戴，连助手都无法戴的，再拿去给妇产科做内诊用。

边区虽然缺医缺药缺设备，但是不缺爱心。医护人员以悉心的关照护理弥补着医药的不足。饮食是护理伤寒病人的关键，因为伤寒病人的肠子已有多处溃疡，食物残渣最容易导致肠穿孔，危及病人的生命。高烧、腹泻消耗水分和营养，延安当时没有输液的条件，只能采取高营养的流质，用一日多餐的方法来补充。医院买来猪肉、牛肉、羊肉、猪肝、鸡肉、鸡蛋、蔬菜和米面，在医生的指导下，由护士做成流质食品喂给病人吃，重病人还要一口一口地喂。当时的传染科护士长杨先彬曾撰文回忆："这样多的重病人，这样困难的条件，使我心急如焚！既然没有特效药，要救活他们，就全靠护理了！"那时候，医护人员真正做到以三分治疗、七分护理来挽救病人的生命。大家兢兢业业，密切观察每个病人的病情变化，给病人洗脸、洗脚，用盐水清洗口腔、用温水擦澡，定时给病人翻身，至于按时给病人服药、打针，查体温、脉搏、呼吸，就更不用说了。对于重病人，每小时查一次体温、脉搏和呼吸。有些患者病势严重，为了挽救他们的生命，亟须输血。当时，医院既无血库，也无血浆，更没有输液的设备。遇到这种情况，医院都是临时找人献血。所谓"输血"，就是用大注射器从献血人胳膊上抽了鲜血，再直接推注到病人的静脉里。因就近之便，中央医院的工作人员便成了主要血源，大家争先恐后地献血。伤寒初愈的病人，因为血液中已经产生了抗体，有了免疫功能，对治疗伤寒最为有效，所以不少得了伤寒刚治好的同志，不顾自己的身体虚弱，争相把鲜血奉献出来。传染科年仅16岁的女护士塞坚，患了伤寒，头发都快脱光了，可是她几次用自己的鲜血救活了好几个危重的病人。

在那样艰苦困难的条件下，他们因陋就简，创下了医疗工作中的许多"奇迹"。王稼祥夫人、曾在中央医院工作的外科医生朱仲丽讲过一个难忘的"拔牙"故事：

那天，白求恩到边区医院参观，傅连暲院长带着他到门诊部，马寒冰当翻译，我正准备给程子华拔牙。那时候外科大夫什么都管，皮肤病、眼睛的病都看，拔牙也是外科大夫来干的。白求恩进来了，问我："你用什么给他麻醉？"我说："没有麻药。"他对程子华说："拔牙很痛的，没有麻药你怕不怕？"程子华说："我打过仗，多次负伤，我什么都不怕。"白求恩又问我："你用什么拔牙？"我从柜子里拿出一把老虎钳给他看。他说:"怎么消毒?"我说:"开水煮。"白求恩说:"没有麻药,没有牙钳,你怎么拔牙?"我当时并没有当着白求恩的面拔牙,等他一走,我转身就给程子华把坏牙拔下来了。他一声都没有吭,看看已经"烂掉"大半的坏牙,他说:"已经折磨了大半年的坏牙拔了,虽然疼一下,但是彻底解决问题了。"当时的医院就是这么个条件,没有牙科椅,没有拔牙的牙钳,只有一把小号的尖嘴老虎钳,就是拔钉子的那种工具,煮沸消毒好,放在柜子里,没有麻药,用盐水"消毒"一下就拔牙,我们已经用这把老虎钳拔过许多颗坏牙。那时候官兵日夜打仗,吃了上顿没有下顿,又没有牙膏牙刷,哪里顾得上口腔卫生,所以牙病特别多,又没有治牙补牙的条件,只能等病牙松动了把它拔掉。

金茂岳也记得白求恩为一个小孩做扁桃体手术的情形。他说,当时在延安抗菌药物奇缺,他对这一病例诊断后,认为需要手术摘除扁桃腺。但是,医院里没有做扁桃腺手术的器械,当时也没人会这项手术的操作。金茂岳和傅连暲院长商量,白求恩的医疗队里可能有这种器械,决定委托白求恩给做手术。第二天上午 10 点，白求恩来了。孩子躺在手术床上。护士把消毒锅端来，拿出器械。一个弯盘里放着一个开口器、一把刀子、两把小镊子，还放了两块纱布、两个棉花球。金茂岳和傅连暲院长也在现场观摩学习，一看不是耳鼻喉科的专用器械，很是担心。只见白求恩迅速用开口器把病人的嘴一撑，用纱布把舌头一拉，刀子两边一划，两三分钟就用手指头把扁桃腺抠了出来。手术做完后，孩子醒过来起身就走了，什么事也没有。金茂岳对白求恩说："白大夫，我还以为你要带上耳鼻喉科的器械做手术呢。"白求恩指着自己的头和手说："金大夫你看，有了这个（大脑）和这个（手）就行了。有了这个（头）去想一想，去解决问题嘛！有了这个（手），还有比它们更好的器械吗？我现在指甲剪掉了，不剪的话，连刀子都不用，就是一个黏膜嘛，一划就破，黏膜下面埋着扁桃腺，手指把它取出来，再用手一压，不出血就完了。"白求恩说："我当外科大夫，不是光会开刀，还是一个工匠，会理发、会做木匠活、会缝纫，还是个泥瓦匠，这些都要会，才是一个好大夫。一个大夫只要想到病人，想给病人解决问题，就会费尽脑子去想办法。"白求恩的这些话说得很轻松，但给大家留下了深刻的印象。

受了白求恩的启发，中央医院的医生们在当时困难的环境中，纷纷开动脑筋，想办法解决问题。金茂岳按照白求恩的办法，学会了做扁桃腺摘除术，给不少病人成功实施了手术。后来，他还设计了摘除扁桃腺的专用小勺，由新市场铁匠铺打制而成。就是在这样困难的条件下，医务工作者们自己动手，研制出了"康氏反应液"、牙冠合金等一批医药器材。1944年4月29日，《解放日报》刊载《中央总卫生处等机关，制造药品七种，每年节省数百万元》。报道中写道："中央门诊部牙科制成水银合金粉和纹银齿冠，总卫生处材料科制造了盐酸和酒精，中央医院化验室制造了康氏反应抗原，而该院的药房则制造了盐酸吗啡注射剂和滑石粉。"

艰难困苦，玉汝于成，中国共产党就是在这样艰苦的条件下，不仅取得了防疫斗争的胜利，还取得了抗日战争、解放战争的胜利，迎来了一个新中国。

第 18 章

山川异域，抗战同心

在伟大抗战中，基本的依靠中国自力胜敌，中国的力量也正在发动，不但将成为不可战胜的力量，且将压倒敌人而驱除之，这是没有疑义的。但同时，需要外援的配合，我们的敌人是世界性的敌人，中国的抗战是世界性的抗战，孤立战争的观点历史已指明其不正确了。

——毛泽东《论持久战》英译本序言

尽管陕甘宁边区一直处在封锁之中，但是中国共产党对外界一直持开放的态度，从不拒绝并且努力争取一切外援。陕甘宁边区的传染病防治工作，也得到了国际友人的帮助，如白求恩、马海德、柯棣华等，他们不远万里地来到中国，来到延安，有的甚至为了治病救人献出了自己宝贵的生命。

1942年5月下旬，周恩来会见随美国军事代表团来渝的老朋埃德加·斯诺，表示希望美国军事代表团和美国记者能去延安参观。周恩来将宣传八路军、新四军作战业绩的有关资料交给斯诺，希望他向美国传播。周恩来表示，中国共产党不论在何种困难情况下，都必定坚持抗战，反对内战。为了有效地打击共同的敌人，希望得到同盟国的援助。6年前斯诺访问延安时，对边区物资短缺有深刻的印象，他在《红星照耀中国》中写道，在延安期间，"我接到不少这种无法实现的要求，要我送东西进来，这只是其中一类……年长的领导人大多受到某种疾病的折磨，特别是溃疡和其他肠胃方面的毛病，这是多年饮食不规律造成的结果。但我从未听到有人抱怨"。

蒋介石可不这么想。他认为同盟国救助中国的物资，当然是要给国民党，甚至是给他本人的。中国战区参谋长史迪威向蒋介石建议，把美国援助的武器装备拨一部分给共产党军队。中国共产党也提出主张，要求以抗战成绩（我军打击敌伪六分之五）为标准分配，不应以现有两党军队的数量为标准分配。蒋介石一口回绝了。后来，蒋介石与史迪威交恶，搞得势同水火，和这件事有很大的关系。

相比之下，中国共产党的抗战事迹吸引了全世界的目光，受到广泛好评。连美国人都相信，"中国共产党虽只有有限的资源，但在抗日战争中所做的事情，却比重庆国民党政府为多"。美驻延安观察组成员戴维斯致信罗斯福，称"共产党已经历了十年的内战和七年的抗日战争。他们不仅遭受了比中央政府军队所曾受的更大的压力，而且还遭到蒋（介石）的严密封锁"。但是，"他们生存了下来，并且壮大了"。抗战是正义的事业，正义的事业必然得到正义国家和人民的支持。当年的陕甘宁边区医疗物资十分匮乏，中共中央在给苏联和共产国际的电报中，多次提到延安防疫药品短缺的问题，希望共产国际能够予以援助。1940 年 2 月 13 日，中共中央在给季米特洛夫的电报中说："今年我们这里发生了旱灾，我们担心会暴发传染病，请给我们寄来各种硫黄、锑和疫苗。"2 月 24 日，中共中央再次给季米特洛夫发报，提出"为了前线八路军和后方勤务人员，大体上需要 30 万人的防流行病药剂"。在共产国际的号召下，各国共产党人、世界反法西斯同盟进步人士和各种援助物资，断断续续，又绵绵不绝地进入了陕甘宁边区。

白求恩来了——

亨利·诺尔曼·白求恩，加拿大共产党员，著名胸外科医师。1935年加入加拿大共产党，1936年冬志愿去西班牙参加反法西斯斗争。抗日战争全面爆发后，史沫特莱女士向毛泽东建议，给美共、加共领导人和有关国际组织写信，请求派遣医疗队帮助红军。1937年8月，史沫特莱女士分别向美共、加共、共产国际、美国红十字会发出救援信函。没多久相继收到回复，同意为中国伤兵提供援助。白求恩进入了加共援华名单。临行前，加共领导人问他还有什么要求。白求恩说："我只有一个条件，如果我回不来，你们要让世界知道，白求恩是以一个共产党员的身份牺牲的。"1938年1月，白求恩带着医疗小组和自己筹备的5000美元医疗器械从加拿大温哥华出发，乘坐海轮前往中国，于3月底抵达延安。到延安后的第二天，毛泽东接见了他，长谈三个多小时。6月，白求恩来到晋察冀军区，聂荣臻司令员非常高兴，亲自带队到金刚库村迎接。

金茂岳回忆，白求恩来到边区三天后，他再看到白求恩大夫时，差点没认出他来。白求恩穿了一身延安的干部服，蓝灰色卡其布的制服，有四个口袋。他戴一顶八角帽，帽檐前还用红布缝了一个五角星，左臂上戴了一个八路军的臂章，脚上穿的是草鞋，还是光脚丫子穿的草鞋，这对一个一直穿皮鞋、袜子的外国人来说，很不简单。白求恩笑着问金茂岳："金大夫你看看，我除了鼻子以外，像不像个中国军人？"

在晋察冀军区，白求恩平均每天工作 18 个小时以上，曾创下了在 69 小时内完成 115 例手术的纪录。当时医疗物资极度短缺，专职医生也极少，每天都会送来伤病员，多时数以千计，白求恩只能连轴转。1939 年 9 月，他写了张字条向在后方的马海德医生求助，大致内容是："我现在有 1 磅乙醚、2 把小手术刀、几磅药棉和纱布。等这些都用完了，我都不知道还能做什么。为了马克思，帮帮忙吧。"另外，他还给美共、加共写信，希望能得到移动 X 光机、银元、器械、车辆、发电机等。同样处于困境的两国共产党回信说，所要钱物无法到达白求恩手中，因为会被日军和国民党顽固派军队拦截。1939 年 10 月，白求恩准备回加拿大筹集医疗经费和器械。临走前，他还逐一巡查了 20 所战地医院。1939 年 11 月 1 日，在抢救一名伤员时，白求恩的手套被手术刀划破，左手中指受到致命细菌感染，很快转化为败血症。但是，他依然带病做了 13 例手术，并写下了治疟疾病的讲课提纲。11 月 12 日，白求恩在河北唐县黄石口村逝世。逝世的前一天，他在留给聂荣臻的遗书最后一段中这样写道："最近两年，是我平生最愉快、最有意义的日子。在这里，我还有很多话要对同志们说，可我不能再写下去了，让我把千百倍的谢忱送给你和千百万亲爱的同志。"

白求恩逝世后，毛泽东专门著文纪念，就是后来著名的《纪念白求恩》，称其是"一个高尚的人，一个纯粹的人，一个有道德的人，一个脱离了低级趣味的人，一个有益于人民的人"。

马海德来了——

马海德，原名沙菲克·乔治·海德姆，祖籍黎巴嫩。1910年9月26日出生于美国。1933年，在日内瓦医科大学医学博士毕业后来到上海，在中国结识了宋庆龄和史沫特莱、路易·艾黎等人。在他们的影响下，马海德开始阅读马克思主义著作，研究中国革命问题，知道了中国还有另一个世界，那就是中国共产党领导的革命根据地。此后开始投身于革命活动，他投书稿至美国《工人日报》和上海进步刊物《中国呼声》，介绍中国工农红军，揭露中国社会的黑暗和国民党的腐败。1936年6月，毛泽东写信给宋庆龄，希望帮助找一位可靠的外国医生。宋庆龄推荐了马海德。马海德于1937年1月到延安，被任命为革命军事委员会的卫生顾问。同年2月加入中国共产党，后随部队到八路军总部工作，1937年年底回延安筹建陕甘宁边区医院。为了更好地接近陕甘宁边区人民，他不仅很快学会了中国话和陕北的方言，而且把自己的名字改成了中国名字——马海德。1942年，马海德被调到延安国际和平医院工作。

在抗日战争时期，马海德曾先后接待了白求恩、柯棣华、巴苏华、汉斯·米勒等外国医生，并协助他们去各抗日根据地开展医疗救护工作。在1944年到1947年，马海德诊治伤病员4万余人次。由于出色的工作成绩，他受到陕甘宁边区政府的多次奖励。1938年6月，宋庆龄在香港成立"保卫中国大同盟"。马海德受宋庆龄的委托，经常向该同盟报告陕甘宁边区的情况，通过"保卫中国大同盟"向海外呼吁，争取国际援助。在他们的努力下，陕甘宁边区获得了许多急需的医疗器材和药品。

柯棣华来了——

柯棣华原名德瓦卡纳思·桑塔拉姆·柯棣尼斯，1910年10月10日出生于英属印度马哈拉施特拉邦的绍拉浦尔市。他幼年时即跟随爸爸参加抵制英国货的斗争。后来，他考入孟买著名的G.S.医学院，因为参加反对英国殖民者的斗争而被迫辍学。他又以顽强不屈的精神重新考取助学医学院，1936年毕业，并考取英国皇家医学院。抗战全面爆发后，印度国大党领袖尼赫鲁响应中国红军总司令朱德的请求，决定派一支小型医疗队到中国去。这一决定得到了印度社会各界的热情支持和热烈响应，报名参加援华医疗队的医务人员就有700多人，柯棣华成为赴华医疗队的一员。

1938年9月17日，印度援华医疗队到达中国广州，受到了群众的热烈欢迎。9月29日，医疗队经长沙辗转来到汉口，被中国红十字会编为第15救护队，先后在汉口、宜昌、重庆等地工作。在重庆工作的时候，医疗队员们为了表示与中国休戚相关、同心抗敌，特意请中印文化协会主席谭云山为他们每个人都起了一个中国名字——在他们每个人的名字后面加上"华"字。于是，五位医疗队员都有了他们的中国名字：爱德华、柯棣华、卓克华、木克华、巴苏华。

早在来中国之前，医疗队就听说八路军与国民党军不同。因此，他们渴望到共产党领导的敌后战场上去。刚到中国时就向前来迎接他们的宋庆龄提出到华北前线工作的请求，到武汉后又向周恩来提出了同样的要求，在重庆时他们第三次向董必武提出了去延安的请求。1939年1月，医疗队获准奔赴延安。此后，柯棣华和医疗队的同伴们，走遍了晋东南、冀西、冀南、冀中、平西和晋察冀敌后抗日根据地，在沿途施行了50余次手术，诊治了2000余名伤病员。当百团大战进入第二阶段时，柯棣华在13天的战斗中，接收了800余名伤病员，施行手术558人。最紧张时，他3天3夜未曾睡觉，始终坚守岗位。百团大战后，巴苏华奉命返回延安，并于1943年3月取道回国。柯棣华则继续留在白求恩学校和医院工作。1941年1月，他"正式参加了八路军"——被任命为晋察冀军区白求恩国际和平医院第一任院长。除印地语外，他还精通英语和德语，来到中国后又勤奋地学习中文，一年时间就学会了日常汉语；两年后就能在晋察冀卫校的欢迎会上用简单的中文致辞；三年能同当地人民随意交谈；四年已可阅读报纸，并撰写了《外科各论》的讲义。他还能用汉语讲课，和伤病员进行交流。

在晋察冀边区两年多的时间里，柯棣华和同志们经常沿着山谷峻岭，一边作战、一边转移、一边护理伤病员。在一次反"扫荡"战斗中，他路过一个被日寇摧残的村庄，听到断续的呻吟声，就顺声查找，在一间残破的房子里，见到一个由于难产而生命垂危的妇女。他找来游击队和担架，把产妇送到临时救护所，连夜为她做手术，终于挽救了母子的生命。

1942年7月，柯棣华光荣地加入了中国共产党。

1942年12月9日，柯棣华的癫痫病再一次发作，医护人员虽全力抢救，但未能挽救他的生命，他不幸病逝于河北省唐县葛公村，年仅32岁。在延安各界举行的追悼会上，毛泽东送了亲笔挽词："印度友人柯棣华大夫远道来华，援助抗日，在延安华北工作五年之久，医治伤员，积劳病逝，全军失一臂助，民族失一友人。柯棣华大夫的国际主义精神，是我们永远不应该忘记的。"朱德为柯棣华的陵墓题词："生长在恒河之滨，斗争在晋察冀，国际主义医士之光，辉耀着中印两大民族。"

国际上很多正义的人士对中国共产党充满了敬意，对陕甘宁边区充满了同情。在他们的努力下，一批又一批的药物、医疗仪器、设备，艰难地挤开边区被封锁的大门，点点滴滴地涌向了延安。1938年，宋庆龄向刚创建的八路军制药厂捐赠了一架化学分析天平和一套消毒器以及部分药品器材。南洋华侨领袖陈嘉庚先生领导成立的筹赈总会每月向边区捐款700万元，推动了医疗卫生事业发展。白求恩率领的医疗队来边区时，携带了三大卡车医疗器械。印度援华医疗队赠送了救护车以及药品与器械63箱。任桐年创立的"公谊救护队"向边区赠送了两辆汽车的医疗药品和器械。还有华中万国红十字会理事长马克维尔先生、汉口美国教会苏蔼士女士以及希金先生、史沫特莱女士等向延安捐赠了足供100张病床半年之用的药品器械及现款20600元。后来的抗战与防疫工作中，陕甘宁边区又得到"保卫中国大同盟"经济与物资上的大量接济。

陕甘宁边区的防疫工作，还得到了中国红十字会和爱国人士的支持和援助。爱国人士通过各种渠道捐助医疗器材，国联防疫团第三组（后改名为西北防疫处三组）来延后，迅速投入传染病的防治工作，为延安防疫作出了巨大贡献。1939年2月19日，"保卫中国大同盟"在纽约举行募捐活动，不到4个小时就有3万名华侨捐款2万余美元。在中央医院建院过程中，"保卫中国大同盟"、华中万国红十字会、汉口美国教会都给予了大力的支持。1943年10月，经宋庆龄周旋，联合国救济总署赠送的1台200毫安X光机和配套的发电机，于1944年年底突破国民党顽固派的重重封锁运抵延安，1945年年初安装完毕并开始使用。中国红十字总会先后派出第7队、23队、25队、29队、33队、35队等队伍前往陕甘宁边区参加医疗救助，金茂岳就是跟随红十字会第23医疗队来到延安的。每一支医疗队都有较高技术水平的外科、内科、妇产科、小儿科医生和专职护士，还带来许多急缺的医疗器械和大批的药物，他们到边区医院参加临床工作，极大地提高了当地的医疗水平。

公谊服务会，1890年成立于英国，是一个国际性基督教慈善团体。1940年曾给延安运送物资，在三原被国民党顽固派扣留。1946年2月13日，他们利用重庆谈判后的有利时机，向延安运送了三卡车共计7吨的药品、器材。1946年12月2日，经宋庆龄周旋，公谊服务会医疗队一行6人携带国内外友人筹措的3.5吨药品器材，自郑州飞抵延安。他们和延安的同行一起，拽住骡子的尾巴夜行军，住在老乡的窑洞里，用桌子拼起手术台做手术，经他们救治的伤员有2000余名。在抢救伤员的过程中，几位医疗队员多次抽出自己的血输给伤员，还对伤员幽默地说："在你的血管里，也流着我们国际友人的血液了！"医疗队医生葛礼馥（新西兰人）曾经感慨地说："我们在河南安阳、焦作、郑州一带国民党统治区的医院里也工作过，那里医院的建筑和设备都很好，但是医务工作很难开展，不为群众服务，没有你们这种为人民服务的精神。"

第19章

解放区的天是明朗的天

借问瘟君欲何往,纸船明烛照天烧。

——毛泽东《七律·送瘟神》

时光如白驹过隙,艰难的 1942 年过去了,困苦的 1943 年、1944 年也倏忽而过,时序进入 1945 年,德国法西斯已经投降,日本侵略者日薄西山,败局已定,中国人民 14 年的浴血抗战,终于迎来了胜利的曙光。

延安,陕甘宁边区,十年生聚,十年教训。这块中国共产党经营了 10 年的根据地,终于掀开了新的一页。树欲静而风不止,国民党正调兵遣将,准备对解放区发动进攻,一时间边区战云密布，山雨欲来。但是如今的边区，已和当初有了极大的不同。无论是共产党的政治声望，还是边区的物质基础，军民的精神与斗志，都是空前高涨，呈现出欣欣向荣的景象。

这里仅以卫生防疫状况而论，在陕甘宁边区政府和广大医务人员多年的努力下，边区群众的卫生观念不断增强，健康状况不断进步，卫生面貌发生了翻天覆地的变化。

——环境变得整洁了。

经过军民的共同努力，延安及周边地区原来落后、脏乱的生活环境发生了巨大变化，呈现出新村新貌。各地积极引导群众整治农村卫生，新修厕所、清扫公路，禁止乱倒生活垃圾，禁止在水源地修建猪、牛、羊圈。尽管百姓居住的窑洞没有变，但窑洞的卫生状况变了，过去那种污水横流、人畜混居的现象基本绝迹，讲卫生成为百姓的共识，传染病比起过去大为减少。即使疫病在部分地区偶有发生，也很快能够得到很好的控制，没有大规模流行。一批卫生模范村、卫生模范家庭相继涌现。据《延安市半年来的群众卫生工作》统计，仅 1942 年延安就出现了杨家湾、严家塔、南窑子、黑龙沟、高家园子 5 个卫生模范村；刘成义、高文亮、宋志忠等 17 个卫生模范家庭。各地乡村也兴起了讲究卫生的好习惯运动，新正县的窦家村、东庄村，庆阳县的郭家村，华池县的城壕村、白马庙村成为讲究卫生的模范村庄。城壕村和窦家村还在 1944 年 10 月召开的边区文教大会上获得"特等卫生模范村"的光荣称号。庆阳卫生防疫委员会发动干部群众进行大规模的清洁卫生活动，一时之间被南来北往的客商称为"小巴黎"。

——百姓变得文明了。

陕甘宁边区的群众在共产党的领导与教育下，逐渐养成了讲卫生的习惯，多数人能够做到经常洗澡、拆洗被褥、晒太阳；同时通风换气，消灭苍蝇，消灭蛆虫，在饮食上也养成了不吃寒凉食物、不喝生水的好习惯。村民生病不再求神，而是主动到医院求治。1944 年，边区防疫卫生工作总结材料中称："防疫工作在爱民运动的推动下，亦已初步地深入老百姓中间去，过去他们有病，常是拘泥于陈旧的治疗方法，而今天他们已经逐渐抛弃那些不合科学，甚至是迷信的办法，自动来门诊部检查，或进医院隔离治疗。"人民群众的体质增强，减少了发病率与病亡率，人口恢复增长，劳动力逐步增加，农业生产力大为提高，保障了大生产运动的顺利发展和抗战的最后胜利。

——病人大幅地减少了。

在共产党和边区政府的努力下，1942年的那场鼠疫没有传进陕甘宁边区，而且边区此后也未发生大范围的流行病疫情。当年延安的病人数量较上年（1941年）大为减少，仅中央医院收治的就比往年少一半还多。据统计资料表明，陕甘宁边区卫生处主管的医院在1942年接诊的病人共计43000人左右，治愈率高达99.8%。1943年，边区医疗机构住院人员35370名，较1942年减少近万名。中央医院传染科的入院病例人数在1941年至1943年三年内逐年下降。流行性伤寒病在陕甘宁边区虽仍存在，但在1943年已达到可控可防可治，收治患者完全康复。中央医院妇产科在1940年到1941年之间共接收产妇556名，其中死亡的仅2例；在1942年至1944年间，接收产妇893名，没有1例死亡病例。

——巫神迷信基本绝迹了。

一方面，边区政府通过开展反对巫神的斗争，使得巫婆、神汉基本没有了市场。另一方面开展卫生运动，让老百姓亲自感受到了医药科学的力量。在延安开展卫生运动以后，群众逐步接受了新的知识，不再相信巫婆"施法"，新生儿成活率大为提高。许多巫婆、神汉开始洗心革面，改过自新。

这些成就的取得，主要得益于共产党和边区政府三个方面的努力。

——建立并完善了防疫组织体系。

早在 1940 年 3 月，中共中央就在延安召开防疫工作会议，成立了延安防疫委员会，由中央组织部、边区政府、延安市府、留守兵团、后方勤务部、青救、妇联、抗大、卫校等党政军及群众团体代表 33 人组成，李富春任主任。1942 年，为了应对可能来袭的鼠疫，成立了陕甘宁边区防疫总委员会，在原有基础上进一步完善了边区防疫工作体系。委员会下设东、南、西、西北四大防疫区，分别由八路军卫生部、中央卫生处、留守兵团卫生部、边区卫生处负责本区防疫工作。各区成立防疫分委员会，总领各区的防疫工作。通过了《陕甘宁边区防疫委员会组织条例》，进一步规定防疫委员会"其工作重点应深入下层，在乡村设立防疫小组"。陕甘宁边区的防疫体系不断健全，保证了延安及边区防疫事业的顺利推进。

——建立并完善了防疫政策体系。

1939 年 1 月，陕甘宁边区第一届参议会上通过《建立边区卫生工作，保障人民健康》的议案。同年 11 月，边区第二届党代会通过《关于开展卫生保健工作的决议》，要求边区各地有计划有步骤地开展医药卫生工作，研究中药，建立制药厂，设立医药合作社，增设各地卫生所，开展医疗工作。

边区政府制定建设规划，颁布了一系列医药卫生工作的条例，规范边区的医疗工作和药品管理工作。1939年7月，颁布了《陕甘宁边区卫生行政系统大纲》《陕甘宁边区卫生委员会组织条例》；1940年，修订了《陕甘宁边区保健药社暂行条例》《保健药社修正章程草案》《陕甘宁边区国医研究会简章》《关于健全各级卫生组织的指令》；1941年9月，颁布了《国医国药奖励优待条例（草案）》；1942年，颁布了《陕甘宁边区医务人员管理章程》《陕甘宁边区医师管理条例》《陕甘宁预防管理传染病条例》《陕甘宁边区防疫委员会组织条例》《陕甘宁保健委员会组织章程》《保健实施办法》等，这些规章制度使边区医疗卫生工作逐步规范化、制度化、正规化。为了引起各级机关对防疫工作的重视，防疫总委员会要求延安市党政军各机关严格执行防疫总委员会的指示，并将执行程度作为各机关行政考绩之一。同时规定"以后遇有发现伤寒病人最多之机关，该机关之行政负责人及党的支部均应负推行不利、保证不周之责任"。

——建立并完善了医疗卫生体系。

陕甘宁边区政府在原红军卫生所的基础上成立了边区医院，在城外还设有门诊部，方便群众就医。1938年，边区政府民政厅成立了保健药社，后来还建立了边区制药厂。1939年，在延安分别成立了八路军军医院、延安中央医院。各行业也建立了各种类型的医院、医疗站等，各分区都成立了大中规模的医院和卫生医疗点，各县都设立了卫生所、保健药社，一些区乡也设有卫生合作社，进行医疗服务。到1944年10月，以中央系统、地方系统和军队系统为主的三大卫生医疗机构逐步建立，形成了一个自上而下、覆盖较广的卫生医疗网络，提高了预防、治疗突发流行病、传染病的能力。在1942年以后，边区的天花、霍乱、鼠疫、伤寒等传染病得到了有效的遏制。

医疗工作者队伍不断壮大。据统计，到1944年10月，全区有医院11所、卫生所75个、保健所7个，西医270人、中医1074人，药铺930家、保健药社26个、医药合作社51个、接生员61人。至抗战胜利前，每区实现了有一个卫生所，还有防疫、妇幼保健等机构，从上到下形成了医疗网络，同时培养了一大批医务人才，提高了应对突发性疫病的能力，有力地支援了抗战，并为后来的卫生防疫工作积累了宝贵的经验。

在陕甘宁边区防疫的过程中，共产党的威望与影响力进一步增强。

"以人民为中心"的理念是陕甘宁边区防疫工作的指导思

想。1941年5月的《陕甘宁边区施政纲要》明确规定："推行卫生行政，增进医药设备，欢迎医务人才，以达减轻人民疾苦之目的，同时实行救济外来的灾民难民。"1944年，《关于开展群众卫生医药工作的决议》中强调，医疗事业要为人民服务，要无偿地为老百姓看病。1945年，党的七大政治报告《论联合政府》也明确要求"推广人民的医药卫生事业"。从边区卫生防疫工作中，群众真实地感受到了中国共产党全心全意为人民服务的初心，感受到了人民军队同人民群众的鱼水情，增强了群众对中国共产党和边区政府的认同和拥护。群众为了表达对党的感谢，给边区政府送去"爱民模范 廉洁政府"的锦旗。边区群众之间还传唱着"咱边区果真好，老百姓生活呱呱叫。共产党和毛主席为咱谋利真不少，党的恩情忘不了"的歌谣。所有这些卓有成效的工作，既为巩固边区政权作出了贡献，也为各根据地开展卫生防疫工作作出了榜样。这不仅促进了边区医疗卫生事业的发展，还促进了边区社会的进步，为抗日战争和解放战争的胜利奠定了基础。

陕甘宁边区防疫的经验，一直影响后来。新中国成立后，在共产党的领导下，我国相继消灭了天花、脊髓灰质炎，基本消灭了鼠疫、霍乱，人民的健康水平进一步提高。据国家卫健委资料表明：1978—2014年，全国麻疹、百日咳、白喉、脊髓灰质炎、结核、破伤风等主要传染病的发病率和死亡率降幅在99%以上。麻疹，1959年全国报告近1000万病例，死亡近30万人，至2017年，发病人数已不到6000例。百日咳，1959年和1963年大流行中有近万名儿童死于此疾，至2017年，发病人数已降至1万例。白喉，以前每年可导致数以万计的儿童发病，2006年后，我国已无白喉病例报告。破伤风，2012年11月，世界卫生组织证实我国已成功消除了孕产妇和新生儿破伤风。

1961年，我国消灭了天花，比世界卫生组织宣布全球消灭天花整整提前了18年。1994年后，我国再无本土脊髓灰质炎病例，比世界卫生组织预定的消除脊髓灰质炎的时间大大提前。中国人民的健康水平有了明显提高，居民平均寿命由新中国成立前的不到35岁，提高到2018年的77岁。

"借问瘟君欲何往，纸船明烛照天烧"，戴在中国人头上的"东亚病夫"的帽子，从此摘掉了。

第 20 章

启示：中国共产党为什么能

历史是最好的老师，历史是最好的营养剂。

——习近平在党史学习教育动员大会上的讲话

回首往事，恍然如昨。当年的经验仍在给今天的我们带来重要启示。回顾当年共产党领导边区军民抗击疫情的艰辛历程，我们可以看出，中国共产党为什么能在那样艰苦的条件下，战胜一个又一个的困难，取得一个又一个的胜利。回首往事，我们可以确信，当年的经验，可以让今天的中国更好地走向未来。

初心如磐，使命在肩

在封建时代，王朝只有太医院，那是给皇家治病的，至于老百姓的卫生防疫，对不起，根本没有人管。平时生老病死，由乡村医生和神巫包办。大疫来了，由皇帝指定一名防疫大臣，组织一个工作班子，拨出若干钱财，采购一些药物，再召集和尚、道士设坛建醮，诵经请神，斩妖驱鬼，求安祈福，象征性地到灾区去赈济慰问一番，完事。至于疫区的老百姓能否真的保住性命，只能听天由命。事实上，这办法很少有奏效的时候，激起民变的事倒是时有发生。东汉末年瘟疫流行，朝廷束手无策，张角便创立"太平道"，号称可以用符水治瘟疫。靠着这套法术，太平道最后发展到信众云集，声势浩大。看到朝廷显然太弱了，张角趁机宣称"苍天已死，黄天当立"，自称"天公将军"，发动黄巾起义，给东汉王朝的棺材上钉下了最后一颗钉子。

中央政府设立卫生行政机构始于1905年，清政府于巡警部的警保司内设卫生科。1906年，预备立宪厘定官制，改巡警部为民政部，将卫生科升为卫生司。辛亥革命后，民国政府在内务部设卫生司，1919年成立中央防疫处。这是中国防疫事业的开端。然而很长时间内，这些机构徒有虚名，无所事事，中国人根本不知道致病性微生物为何物，防疫、疫苗、血清、类毒素、抗毒素，等等，亦是如闻天书，倒不如人血馒头通俗易懂。在战乱的北洋政府时期和民国年代，北洋政府忙着军阀混战，蒋介石忙于"剿共"消灭异己，防疫事业基本束之高阁。中央防疫处虽集中了汤飞凡、陈宗贤、齐长庆、魏曦、朱既明等著名科学家，却如同星星再亮也照亮不了黑暗的大地一样，他们研发生产出了疫苗，却没法让老百姓受益。

1910年，黑龙江哈尔滨暴发鼠疫，摇摇欲坠的清廷派出了防疫总医官伍连德，这一职务却是由外务部任命的，还临时赏了他一身德国军服，授衔少校。伍连德在这次防疫过程中作了不小的贡献，但是整个防疫过程，却没有看到卫生部门发挥过什么作用。1918年，绥远、山西鼠疫流行，时任大总统的冯国璋凑了100万元，成立了一个中央防疫委员会，也没有见到什么成效。防疫委员会会长江朝宗到处视察一番，发表若干讲话以示重视，下面的人却只知大把花钱，装修官邸和添置办公用品。最后，疫情在绥远基本上是靠地广人稀自然消灭，在山西则是靠督军阎锡山"严防死守"（其本意更多是怕别人占了他的地盘）控制住的。1929年，上海流行脑膜炎，上海市政府制定了措施，决定为百姓"免费注射脑膜炎疫苗"，结果全市才注射了 5337 人，基本上于事无补。事后得出的结论是："唯因限于人员及财政之缺乏与脑膜炎球菌带病者之众多，完善之预防，实非易事。"1930 年，上海发生霍乱，卫生部门之间相互扯皮，市民得不到及时预防和救治。南京政府卫生署议定"免费注射疫苗"等三项措施，可最后"卒以筹设不及未能实现，良可惜也"。说到底，疫苗是要花钱的，如果政府没钱买单，免费注射就是一句空话。1936 年，著名公共卫生专家金宝善就卫生经费问题做了一个调查，调查表明安徽、浙江、河南三省的卫生经费占行政经费的比例仅为 0.3%，江西为 2.2%，南京占 7.5%，杭州占 7.4%，上海占 4.8%，青岛占 4.0%。这中间还不知有多少被中饱私囊了。

中国共产党从成立的那天起，就把为中国人民谋幸福，为中华民族谋复兴作为自己的初心和使命。这个初心和使命是激励中国共产党人不断前进的根本动力。从井冈山到瑞金再到延安，共产党带领广大人民浴血奋战，改天换地，不仅在外御强敌中发挥了中流砥柱的作用，在防疫过程中同样发挥了主心骨作用。中国共产党的坚强领导，成为陕甘宁边区战胜疫情的关键因素。

中国共产党在内忧外患中诞生，在磨难挫折中成长，在攻坚克难中壮大。敢于斗争、敢于胜利，是中国共产党人鲜明的政治品格，也是自身的政治优势。回顾历史，共产党从成立起就把保障人民健康同争取民族独立、人民解放的事业紧紧联系在一起。早在党的二大，就把保护劳动者健康和福利写入党的纲领。1931年，中国共产党在江西瑞金创办了第一份专业报纸《健康报》，宣传党的卫生工作主张，传播健康防病知识。革命战争年代，在极端困难的情况下，党领导的卫生机构和卫生人员千方百计地救治伤病员，想方设法地医治百姓疾患，在根据地开展群众卫生运动，为保障军民健康、壮大革命力量发挥了重要作用。

早在土地革命战争时期，党中央便开始在根据地颁布关于疫情防治的方针和政策，对群众进行卫生宣传。1932年3月，针对中央苏区富田、闽西等地发生的瘟疫情况，中华苏维埃共和国中央临时政府人民委员会颁布了《苏维埃区域暂行防疫条例》，详细规定了在苏区如何划分防疫范围，介绍防疫办法、处置传染病办法，以及卫生防疫运动指导纲领等，明文规定各级苏维埃政府及红军卫生机关要经常深入广大群众之中，广泛地做卫生防疫宣传。1933年10月，中革军委又颁布了《暂定传染病预防条例》，介绍了关于九种流行性传染病的疫情报告、隔离、消毒、检疫制度等。1935年10月，党中央和中央红军长征到达陕北后，在艰难困苦的条件下，高度重视边区的医药卫生事业，将卫生工作列入党和军队的重要议事日程。毛泽东、周恩来、朱德、陈云、王稼祥、李富春等中央领导同志经常关心过问防疫卫生工作，切实解决工作中遇到的困难和问题。

为了将卫生防疫工作纳入正常行政轨道，陕甘宁边区政府和各机关单位先后颁布了一系列卫生法规、制度和公约，对疫病防治各方面做了明确规定。1938 年 4 月 30 日，《新中华报》开设了"防疫"专栏，提出了疫病防治应该注意的八条事项。1944 年 11 月 16 日，边区文教大会通过了一系列专项决议，许多条文涉及群众健康和防疫工作。《关于加强工厂文教工作的决议》指出，"职工的健康是工厂最宝贵的最易受损失的资本，应该认真加以保护"。《关于机关学校文教工作中几个问题的决议》要求，"机关学校的医务人员，应与总务部门配合，亲自动手，发动群众，造成群众性的卫生运动"。《关于开展群众卫生医药工作的决议》规定："今后各分区各县、区、乡村的卫生医药工作，是否普遍、是否深入、是否有效，将成为边区政府对各地考查工作成绩的重要指标之一，各旅、团卫生部门对地方卫生医药工作帮助的大小，亦将成为联司（陕甘宁边区联防军司令部）考查工作成绩的标准之一。"

在陕甘宁边区，党中央和边区政府高度重视防疫工作。早在1939年1月边区第一届参议会通过的《对陕甘宁边区政府工作报告的决议》就号召："发展卫生保健事业，以增进人民的健康。"1939年11月，陕甘宁边区第二次党代会通过了《关于开展卫生保健工作的决议》，强调"应在边区人民中进行卫生清洁教育，丰富人民讲究卫生的知识"。1941年5月，《陕甘宁边区施政纲领》进一步强调："推广卫生行政，增进医疗设备，欢迎医务人才，以达减轻人民疾苦之目的。"1942年4月29日改版的《解放日报》发表社论指出："防疫工作是要与细菌作战的，要战斗胜利，一方面要统一并加强作战的指导与指挥，另一方面要全体居民积极地支持与参加。在统一加强领导方面，就需要全边区卫生机关与卫生人员的通力合作，联合组织统一的防疫领导机关，在政府领导下，赋予一定职权，指导人民并布置战斗。"边区民政厅厅长刘景范在《陕甘宁边区防疫委员会五个月来的工作报告》中指出："防疫工作，要使其发挥最大的能力与成效，必须要有严密的组织与统一的领导，同时需要全体公民对防疫工作有明确的认识，自觉地遵守与执行防疫法令才行。"

陕甘宁边区的公共卫生事务，起初由当时的边区民政厅卫生处统一领导。1940年5月，延安防疫委员会成立，边区有了正式的专门防疫机构。在此基础上，1942 年 4 月 28 日，陕甘宁边区防疫总委员会成立，统一管理全边区的防疫工作，指导边区各机关、各级卫生机关执行防疫事务，并有权统一支配各级卫生机关的人力、财力、物力。正是由于党中央对防疫工作的高度重视和正确领导，使得边区落后的卫生面貌得到迅速改善。

中央领导人对卫生防疫工作极为关注。1944 年 5 月 24 日，毛泽东在延安大学开学典礼上的讲话中明确提出："近来延安疫病流行，我们共产党在这里管事，就应当看得见，想办法加以解决。"1944 年，朱德在延安各界卫生动员大会上说，我们要开展全边区的医药卫生运动，同病疫流行的现象做斗争，做到"人与财旺"。1945 年，毛泽东在《论联合政府》的报告中进一步号召"应积极地预防和医治人民的疾病，推广人民的医药卫生事业"。

中央领导人还率先垂范，参与和帮助卫生防疫事业。周恩来在重庆为边区购置医疗器械和医药书籍，朱德带头拾粪、扫地、锄草、植树，李鼎铭等边区政府领导人还亲自为群众看病。这些决议、指示和行动，对推动边区疫病防治工作起到了重要作用。1937 年 3 月，延安市开展了卫生运动周，共有 1000 多人参加。毛泽东、朱德和徐特立等领导同志抽出时间参加了大扫除活动。毛泽东讲话指出："注意卫生，健康身体，就是增加国防力量！"同时发出号召："卫生运动不是一个人的事，要大家来做。"

新中国成立后，毛泽东提出："必须把卫生、防疫和一般医疗工作看作一项重大的政治任务，极力发展这项工作。"很长一段时间内，党和国家坚持把医疗卫生工作的重点放在农村，创建了城乡三级医疗预防保健网、农村合作医疗、赤脚医生等初级卫生保健制度，注重发挥中医药"一根针、一把草"的优势，减轻群众的看病就医负担。我国大力发展医疗技术，不断取得重大突破，在世界上首次分离了沙眼衣原体、人工合成结晶牛胰岛素，进行了第一例断肢再植手术，成功研制了抗疟新药青蒿素。以"天连五岭银锄落，地动三河铁臂摇"的气魄，有效控制了寄生虫病、烈性传染病和地方病，消灭了天花等传染病，人民的健康水平不断提高。

人民利益，高于一切

唐代名医孙思邈认为医道是"至精至微之事"，在《大医精诚论》中说，"凡大医治病，必当安神定志，无欲无求，先发大慈恻隐之心，誓愿普救含灵之苦，不得问其贵贱贫富……亦不得瞻前顾后，自虑吉凶"。这就是我国传统医学历来强调的救死扶伤、道济天下的医德。真正把这医德发扬光大的，是中国共产党。为广大人民谋幸福是中国共产党的初心和使命，为人民群众谋健康是卫生防疫事业的出发点和归宿。中国共产党自成立起，就一直把人民群众的生命健康放在重要位置，为实现人民的幸福和健康而奋斗。

中国共产党一直把人民利益作为衡量一切工作得失的根本标准。中国共产党的一切奋斗都是为了人民。"遍地哀鸿满城血，无非一念救苍生。"中国共产党成立后，即以拯救苍生为使命。红军在苏区就有免费为群众看病的传统，到陕北后不但坚持这样做，而且上升为一种制度。陕甘宁边区的三大医院都免费为群众看病、免费供药、免费住院，对困难户还免费提供饭食。据统计，延安中央医院1943年住院群众占住院总数的6%，1944年5—10月住院群众已占15%，为群众治病花费246万元边币。八路军总医院小儿科收治的大部分是群众的孩子。除此之外，各医院还经常组织巡回医疗队下乡为群众看病，在疫情流行时承担群众的预防接种和治疗工作。

"政之所兴在顺民心，政之所废在逆民心。"全心全意为人民服务，是我们党一切行动的根本出发点和落脚点，是中国共产党区别于其他一切政党的根本标志。就在1942年，延安防控疫情的同一年，毛泽东为追悼牺牲的张思德同志，专门作了一篇文章，即为著名的《为人民服务》。80多年后，我们依然耳熟能详："我们的共产党和共产党所领导的八路军、新四军，是革命的队伍。我们这个队伍完全是为着解放人民的，是彻底地为人民的利益工作的。"一切为了人民健康，是陕甘宁边区医疗卫生工作的原则。1941年，毛泽东为延安医科大学医学毕业生题词"救死扶伤，实行革命的人道主义"，1942年又为延安中医院题词"治病救人"。1944年，毛泽东对中国医科大学毕业生说："你们获得毕业文凭表示学习得不错。在延安的医大是要为人民培养政治坚定、技术优良的好医生。你们光是在学校里考试合格还不够，还得在为广大工农兵服务中获得好评。因为我们的党是为广大工农兵服务的，这就是我们一切工作的出发点。"

共产党、八路军打仗是为了人民，防疫也是为了人民。1944年6月30日，朱德在延安各界卫生动员大会上说："为了打赢卫生防疫这场持久战，陕甘宁边区党和政府集思广益，采纳各方面的合理建议，出台了一系列的方针政策，制定了多项卫生法规开展全边区的医药卫生运动，同病疫流行的现象做斗争，做到人与财旺，好把日本法西斯打倒。"坚持基本医疗卫生事业的公益性，是共产党和边区政府的一贯原则。边区政府制定了一系列面向群众的疫病防治方针。1939 年 11 月，边区政府第二次党代会正式通过了《关于开展卫生保健工作的决议》，指出："疫病防治，有必要动员相关医疗工作者，在为军民服务以外，还要不时组织医疗志愿者给边区人民义诊，最为重要的是要把为民服务的思想落到实处。"1941 年春，延安疫病流行，疫情之重牵动党中央和边区政府的心，党和政府积极调集医务人员、准备药品，义务免费地为疫病患者诊治，所需医药费由公开支。傅连暲在接受《解放日报》记者采访时，这样介绍边区医疗与防疫工作："目前大家在边区政府的帮助下，已做到了完全免费给老百姓看病，并为婴孩种痘，及进行一些清洁卫生工作，如发动群众打苍蝇，挖厕所、垃圾坑等。本处所属的中央医院特免费为群众看病，中央门诊部每礼拜一至礼拜五上午为老百姓治病，随到随诊，手续简单；本处所属卫生科、所，一律免费为群众看病，并帮助地方政府举办乡村卫生工作。关于妇婴卫生方面，中央医院及各卫生科、所尽力帮助群众免费接生。我们还准备训练一批助产士，并改造旧产婆，使他们用新法接生。"边区医务工作者为群众免费治病，不仅解除了群众的病痛，还密切了党群关系和军民关系。1944 年，陕甘宁边区作出《关于开展群众卫生医药工作的决议》，强调医疗事业要为人民服务，要无偿地为老百姓看病。今天我们还可以看到中央总卫生处向吴堡县保健药社发出的一份指示，提出要求："我们要好好地为老百姓看病。最好是不要诊费，出诊不要毛驴子，药费可酌量减价收取，养病要免费。至于中医的生活费，应由县政府及区政府等来设法负担。在集市的时候，最好摆摊看病；平时可以去老百姓家里看，同时指导卫生。至于看病要仔细，要一切为老百姓着想等，就不在话下。"

1944年，《解放日报》报道了延安市清凉山卫生所医生阮雪华、白浪热心为群众看病，受到延安群众爱戴的事迹。他们对群众的疾苦十分关心，正如报道所说："群众来卫生所看病随到随看，外出诊疗也不管白天黑夜、刮风下雨，总是把群众的要求看作自己应尽的义务。白浪医生凌晨两点到饶锐家帮其婆姨接生，忙到早上七八点才回去休息，之后饶锐的儿子生病，她经常主动到家里去治疗。因此饶锐的母亲喜欢得不得了，要认白医生做干女儿。"傅连暲在当年中央医院及中央门诊部纪念护士节大会上讲话时提出："阮雪华同志就是我们的榜样，她能够和老百姓打成一片，不嫌脏，替他们治病，关心他们，大家应该向她学习，认识群众卫生工作的重要性，它是有政治意义的。"在防疫工作中，边区各级干部更是以身作则，身先士卒，积极投入防疫工作中，有效地遏制了疫病的蔓延。边区防疫工作的成效同时也生动地证明，党之所以得到人民的拥护和支持，从根本上说就是因为它能始终代表中国最广大人民的根本利益。

1945年，毛泽东在党的七大上所作的政治报告中说："我们共产党人区别于其他任何政党的又一个显著的标志，就是和最广大的人民群众取得最密切的联系。全心全意地为人民服务，一刻也不脱离群众；一切从人民的利益出发，而不是从个人或小集团的利益出发；向人民负责和向党的领导机关负责的一致性；这些就是我们的出发点。"新中国成立后，邓小平强调，卫生部门要以社会效益为一切活动的唯一准则。江泽民要求："卫生事业是社会公益性事业，政府对卫生事业实行一定的福利政策，卫生事业的改革和发展，要始终坚持以社会效益为最高原则。"胡锦涛指出："不断提高人民群众健康水平，是实现人民共享改革发展成果的重要体现，是促进社会和谐的重要举措，是党和政府义不容辞的责任。"党的十八大以来，以习近平同志为核心的党中央明确提出"人民对美好生活的向往，就是我们的奋斗目标"。习近平总书记指出，共产党就是为人民谋幸福的，人民群众什么方面感觉不幸福、不快乐、不满意，我们就在哪方面下功夫，千方百计为群众排忧解难。

古人说："天地之大，黎元为先。"人民是党执政的最深厚基础和最大底气。"江山就是人民，人民就是江山，打江山、守江山守的是人民的心。"在前进征途上，只要我们党始终坚持人民利益高于一切，顺应人民群众对美好生活的向往，不断实现好、维护好、发展好最广大人民的根本利益，就能永远立于不败之地。

尊重知识，相信科学

古往今来，人类同疾病战斗最有力的武器就是科学技术，人类战胜大灾大疫离不开科学发展和技术创新。数百年来，天花在亚洲、欧洲、非洲、美洲大规模流行，造成大量人口死亡，18 世纪的欧洲每年就有 40 万人死于天花。18 世纪末，英国科学家爱德华·琴纳发明了接种牛痘预防天花的方法，经过几代科学家不懈努力，终于研制出灭活天花病毒疫苗。随着疫苗的广泛应用，天花已在 1980 年被消灭。随着现代医学科技发展和公共卫生基础设施的不断完善，霍乱、鼠疫等曾经对人类造成巨大危害的传染病逐渐得到了有效控制。近年来，在多次抗击严重急性呼吸综合征（SARS）、中东呼吸综合征（MERS）、甲型 H1N1 流感病毒、埃博拉病毒等重大传染病中，科学技术都发挥了重要作用。

中国共产党早就认识到科技与人才的力量。当年的陕甘宁边区，卫生防疫的主力是医务人员，这是当年最珍贵的人才，共产党对这些人才视若珍宝。1939 年，毛泽东发表的《大量吸收知识分子》一文指出："共产党必须善于吸收知识分子，才能组织伟大的抗战力量，组织千百万农民群众，发展革命的文化运动和发展革命的统一战线。没有知识分子的参加，革命的胜利是不可能的。"他同时提出："一切战区的党和一切党的军队，应该大量吸收知识分子加入我们的军队，加入我们的学校，加入政府工作。"1940 年，毛泽东在陕甘宁边区自然科学研究会的讲话中指出："自然科学是很好的东西，它能解决衣食住行等生活问题，每一个人都要赞成它，每一个人都要研究自然科学。"1941 年 7 月 30 日，毛泽东、朱德、叶剑英发出"吸收大后方医务人才予以特别优待"的指示，指出："医务人才培养过程很长，且技术不易高深，我军医务建设在技术上进步不大，今后应尽可能地吸收大后方与广大沦陷区技术水平高深的医务人才，不惜其津贴予以任用，政治上作为非党干部看待，生活上作专门家待遇之。"

尽管当年边区的物质生活条件很差，但医护人员还是获得了优待。当年延安中央机关、学校，以及其他单位的人员都过着半军事化的生活，实行供给制，按级别、职称、资历分成"大灶""中灶""小灶"几种待遇。一般工作人员、护士、学员都是"大灶"；一般的干部、医生、护士长享受"中灶"待遇；医院院长和各科医学专家都是"小灶"待遇，每月有白面、大米、肉，另外还有津贴。《陕甘宁边区医药卫生史稿》中记载：在边区物质困难的条件下，医务人员享受高津贴，生活上给予比较优厚的待遇。1942 年 7 月 12 日，边区政府制定的《医务人员技术津贴等级暂行标准（草案）》提出，对国内外医学专门学校毕业的高级知识分子，被定为甲级者每月可享受津贴 60 元至 80 元。1942 年 10 月 2 日，边区卫生处发出《关于所属各类技术人员待遇规定的通知》，规定凡在国内外医科学校毕业者，生活上给予特殊照顾。工作 3 年以上的医生，每月津贴 60—80 元，最低 30 元；凡在卫校调剂班毕业的司药每月 30 元；从专门学校毕业的护士每月 20—40 元，高级医生家属与本人同等对待。又规定：特级医生和外国朋友相同，享受边区最高待遇，除津贴外，每人每月 15 斤大米、15 斤面、30 斤猪肉、30 斤蔬菜及食盐、石炭不限等。仅仅是这些待遇，显然不足以吸引这些已在国内外成名的知识分子。吸引他们的除抗日的决心外，还有共产党对他们的信任与尊重。中央医院医生何奇回忆说：

> 在我做治疗时，（他）总是问长问短，谈笑风生。如果我去时他还在工作，就请我等一等，拿报纸或书给我看。遇上吃饭，就让我一定要和他一同进餐……主席的饭菜十分简单，由警卫员提着一个四层的搪瓷饭盒送来。二米饭，一个菜里有一点猪肉，一个菜里放辣椒，一碗汤，这就是主席的特别待遇。每次主席都抢先给我盛一碗饭，第二碗自己吃，也不因为我加菜，这使我很难为情，主席一个人的饭菜，我们两个人吃，往往把饭菜吃得精光。从中央医院到杨家岭做治疗，我都是步行蹚水过河，主席经常叫警卫员牵着他的马送我回医院。

据《延安中央医院第一后方医院纪事》记载，1940 年 1 月 3 日，毛泽东和朱德设宴招待魏一斋和金茂岳两位科主任。1940 年 9 月 16 日，中秋节，毛泽东又请院长傅连暲、副院长石昌杰、各科主任、护士长、助产士等 17 人到家里做客。1941 年春节，毛泽东再次邀请中央医院的科主任、护士长到家中做客。毛泽东生活俭朴，平时吃饭不过两菜一汤，偶尔吃一次红烧肉就算改善生活了。但他招待中央医院的专家，却非常优厚。那时，大后方的民主人士和前方将领有时会捎些衣物和食品赠送给毛泽东。毛泽东不吃不用，把奶粉之类的营养食品送给医院的婴儿和重病号，其余礼品逢年过节时则分赠给中央医院等单位的高级知识分子。魏一斋就曾得到过毛泽东赠送的羊皮大衣和毛毯。金茂岳也得到过毛泽东赠送的一床毛毯和一个精致的床前小地毯。朱德还赠送过金茂岳一床359旅编织的毛毯。金茂岳在战争年代行军途中，一直把毛毯带在身边。这两床毛毯后来成为国家一级文物，保存在中国抗日战争纪念馆。

1944年中秋佳节，迎来了傅连暲的50岁生日，中共中央特地为他开了个祝寿庆典。在延安的中央领导人周恩来、刘少奇、朱德、张闻天、王稼祥等来到兰家坪中央卫生处驻地向傅连暲祝贺。在延安的外籍医生马海德、柯棣华也应邀参加。10位中央领导人联名为他送上一幅写着"治病救人，长命百岁——连暲同志五十大寿"的寿幛。周恩来代表党中央致祝寿词，周恩来热情地赞扬了傅连暲对革命事业所作的贡献，《解放日报》还专门刊发了中共中央为傅连暲50岁生日祝寿的消息。

祝寿那天，毛泽东因公务未能亲临，第二天腾出空来，特地赶去看望傅连暲。他紧紧地握着傅连暲的手，高兴地说："祝贺你50大寿！"毛泽东多次专门提及傅连暲给他治病的往事，说："傅医生是大好人，是一位医术高明的医生。1934年秋天，我在于都突然害了重病。许多医生很着急，但是没有人认出我害的是什么病。张闻天同志在瑞金知道了这件事，也很急，随即把我的病情转告了傅医生。傅医生闻讯后火速骑上骡子，日夜兼程从瑞金赶来。经过他的仔细检查，判断我害的是恶性疟疾。他只用了四天就把我的重病治好了。傅医生在我们工农红军中是一位深得人们尊敬、爱戴的名医啊！"

　　苏联军医阿洛夫是1942年5月来到延安的，随后到中央医院任外科主任。阿洛夫，1905年出生于莫斯科的一个工人家庭，毕业于莫斯科第一医科大学，获博士学位。他曾参加苏芬战争及苏德战争，具有丰富的战地抢救经验，是苏联颇负盛名的野战外科专家。阿洛夫来到延安后，中共中央和有关部门对他的工作、生活都十分关心。毛泽东还曾多次接见和宴请他，并送给他一匹小黄马以供乘骑。阿洛夫给这匹马取了个洋名"马什卡"。有关部门给他安排了一位专职翻译，还为他配备了厨师和公务员。阿洛夫的待遇，许多中央首长都不曾享有。

阿洛夫对病人极其负责。1944年8月，正逢酷暑季节，室内相当闷热，有一天，医院住进来一个腹部受伤的病人。在换药室一揭开纱布，伤口里就流出了一股咖啡色的脓液，顿时满屋臭气冲鼻，在场的几名医生、护士有的怕臭跑到室外，有的掩鼻不语。只见阿洛夫拿过镊子、去掉口罩，喊大家都进屋里来，他批评说："哪有嫌病人臭的外科医生呢？都把口罩去掉！锻炼一下自己的嗅觉！"他接着问："谁知道这个病人的伤口是什么细菌感染的？"室内鸦雀无声。他看了看大家，接着说："这个病人是大肠杆菌感染的，脓液呈咖啡色，特别臭。如果是葡萄球菌感染是褐色，有腥味；结核菌感染是浅蓝色，有酸味。大家要学会用视觉、嗅觉来鉴别常见的几种细菌，以便今后在战时无检验设备的条件下，也能对伤员的伤口进行鉴别。确定为何种细菌感染，才好对症用药。"大家听了阿洛夫的一番话，都心悦诚服。

1944年6月，阿洛夫被选为中央医院的模范医务工作者，出席了陕甘宁边区卫生动员大会。大会上，毛泽东还将手书的"模范医生"四字的刺绣锦旗赠给了阿洛夫。6月28日和29日，《解放日报》连续两天刊登了"模范医生"阿洛夫的事迹。1944年10月，阿洛夫参加了陕甘宁边区召开的文教代表大会。12月又出席了陕甘宁边区英模大会，被评为特等奖，获得了边区政府颁发的奖状和奖金。在阿洛夫看来，这是中国共产党对他最高的奖赏。新中国成立后，阿洛夫回到苏联，多年以后对此还念念不忘。

团结一致，发挥合力

疫病的流行是多种因素综合作用的结果，防疫也要在多方面发力，因此各方面的团结协作尤为重要。团结一向是共产党的长项，毛泽东曾经说过："有两种团结是绝对必要的，一种是党内的团结，一种是党和人民的团结，这些就是战胜艰难环境的无价之宝，只要共产党人团结一致，同心同德，任何强大的敌人，任何困难的环境，都会向我们投降的。"1942年前后的延安，不仅通过整风实现了全党的空前团结，还通过统一战线最大限度地团结了各界爱国人士，这是取得抗战胜利和防疫战果的重要保证。

1939年7月9日，慷慨悲壮的抗大毕业歌唱响全场："再会吧，在前线上！民族已到生死关头，抗战已到紧要时候，怕什么牺牲，怕什么流血，坚决勇敢，把日本强盗野兽都赶出中国的地方。中华民族的儿女们，慷慨悲歌上战场，不收复失地誓不还乡。我们先去了，你们快跟上。再会吧，在前线上！"毛泽东为即将出征的华北联合大学师生们送行，他在讲话中引用了《封神榜》的故事："当年姜子牙下昆仑山，元始天尊送给他杏黄旗、番天印、打神鞭三件宝物，姜子牙用这三件法宝打败了所有的敌人。今天你们也要下山了，要去前线跟日本侵略者作战，我也赠你们三个法宝：统一战线、游击战争和革命团结。"这是毛泽东关于党的"三大法宝"的最初表达。1939年10月4日，毛泽东为《共产党人》写发刊词，又将"三大法宝"作了重新定义，正式确定为"统一战线、武装斗争、党的建设"。在防疫战斗中，中国共产党领导下的边区政府充分运用团结这三大法宝，克服了边区经济条件差、医疗设备和医护人员短缺等诸多困难，上下同心、干群同力，最终取得了抗击疫病战斗的胜利。

第一是中西医团结合作。

抗战时期，边区西医匮乏，中医也为数不多，如果不能充分发挥中医的作用，要抗击疫情会困难得多。当时的医药界普遍存在着门户之见，中医和西医互相对立，中西医之外还有巫神搅局添乱。毛泽东说："陕甘宁边区的人畜死亡率都很高，许多人民还相信巫神。在这种情形之下，仅仅依靠新医是不可能解决问题的。新医当然比旧医高明，但是新医如果不关心人民的痛苦，不为人民训练医生，不联合边区现有的 1000 多个旧医和旧式兽医，并帮助他们进步，那就是实际上帮助巫神，实际上忍心看着大批人畜的死亡。"1944 年5 月，毛泽东在延安大学开学典礼上讲话指出："我们边区政府的副主席李鼎铭同志是中医，还有些人学的是西医，这两种医生历来就不大讲统一战线。我们大家来研究一下，到底要不要讲统一战线？我不懂中医，也不懂西医，不管是中医还是西医，作用都是要治好病。治不好病还有医术问题，不能因为治不好病就不赞成中医或者不赞成西医。能把娃娃养大，把生病的人治好，中医我们奖励，西医我们也奖励。我们提出这样的口号：这两种医生要合作。"

在"西医中国化，中医科学化"的方针指导下，边区政府大力促进中西医结合。经过一段时间的努力，中西医开始打破门户之见，紧密地结合起来。中医献出多年的家传秘方，西医放下架子学习中医的诊疗经验，在防控疫情中发挥了巨大的合力。1944 年 10 月，陕甘宁边区文教工作者会议召开，毛泽东在会议上作《文化工作中的统一战线》讲演，指出："我们必须告诉群众，自己起来同自己的文盲、迷信和不卫生的习惯作斗争。为了进行这个斗争，不能不有广泛的统一战线。"1945 年，在陕甘宁边区文教大会上，李富春说："中西医合作团结与改造中医以共同进行卫生建设的方针，不仅适用于边区与现在，而且适用于全国与将来。"林伯渠讲话指出："中西医合作之后可以交流经验，使中医的经验与西医的科学方法相结合，而能创造新的医理和医术，对中国将来的医药建设亦有重大意义。"当年延安创造的中西医结合方针，一直流传至今，方兴未艾。

第二是党政军民齐抓共管。

共产党有一个独有的法宝，叫人民战争。如同战斗从来就不是部队一家的事，防疫也从来不是卫生部门一家的事。当年延安的医疗卫生防疫机构包括中共中央医疗系统、中央军委医疗系统和边区政府医疗系统。中共中央医疗系统有中央医院、中央干部疗养院、肺病医院；中央军委医疗系统有延安中国医科大学、白求恩国际和平医院、甘谷驿第二兵站医院、八路军直属门诊部、八路军留守兵团野战医院、各分区部队医院等单位；边区卫生系统有边区医院、边区门诊部、边区医专，以及边区保健药社、卫生合作社、国医研究会等。

相比之下，部队的医疗资源相对较强，八路军发扬了拥政爱民的光荣传统，每次发现疫情，就如同发现敌情一般，积极派出医疗队伍，为群众诊治疾病。延安川口区三乡发生"吐黄水病"疫情，县政府派出防疫队下乡调查病源，并把情况上报了曾经的八路军医院、如今的国际和平医院。医院派出徐根竹带领医疗小组前去调查、防治，前后经过一个多月的努力，从根本上查清了病因，使百姓得到了救治。还有前文所述的警备三旅卫生部部长王照新为定边县老百姓马川的婆姨和王鞋匠媳妇抢救生命的故事，当已经准备后事的亲人，看到抬出来的不是死人而是活人时，都说："共产党好！毛主席好！八路军好！"《解放日报》曾刊发通讯，题为《"团结"部卫生部免费为群众治病，徐所长亲自率队帮老乡打扫》，据本部野战医院统计，住院病人共25人，为群众开刀7次，合洋12万余元，全部免费治疗。到处受到群众欢迎，如赵家河杨指导员说……毛主席的主意是要咱们好好生产，讲卫生不生病，过好日子，这正是毛主席的心思。看到这里，我们可以体会到什么叫军民鱼水情，这种情谊不仅体现于战斗之中，也体现在防疫过程中。在防疫工作中，各医疗单位不分彼此，齐心协力，各政府部门通力合作，主动担当，靠人民战争的力量，打赢了防疫的战役。

第三是各边区团结协作。

当时共产党领导下的抗日根据地，除了陕甘宁之外，相邻的还有晋绥和晋察冀两个边区，此外还有山东解放区、中原和南方解放区等。在对日作战和后来的解放战争中，各根据地协调一致、互相支持、互相配合，共同赶跑了日本侵略者，打败了国民党反动派。在防疫过程中也是彼此照应，相互帮助，有效地控制了疫情蔓延。尽管共产党的管辖地域比起国民党来要小得多，但是无论在战斗中，还是防疫中，各解放区都能协调一致，体现了共产党领导下的"一盘棋"优势。

晋绥边区与陕甘宁边区仅有一河之隔，唇齿相依。1942年3月，河曲、绥远、宁夏等地发生鼠疫。晋绥边区卫生防疫部门迅速动员，及时有效地把疫情传播遏制在区内，最大限度地保证了陕甘宁边区军民健康，保证了党中央的安全，堪称防疫战线上的"保卫延安"。晋绥边区的《抗战日报》发文强调："我们现在要把防疫卫生工作当作突击的重要工作，同时应当作一个经常的工作，当作长期抗战及建设根据地等工作不可分割的一环。"在疫情蔓延时，边区迅速组织各方力量，及时公布疫情情况并为病患免费诊治。晋绥边区实施的各项防疫举措，为防止鼠疫传入延安起到了屏障作用。

晋察冀边区作为华北敌后最大的抗日根据地，疫病发病率、死亡率之高，令人触目惊心。针对疾病流行的情况，1942年2月15日，晋察冀边区边委会召开军政民卫生联席会议，分析讨论了边区病疫流行的原因，要求开展边区春季防疫卫生运动。晋察冀边区和边区政府制定了《关于夏季防病问题的通令》《夏秋卫生规条》《冬季卫生注意事项》等，对边区公共卫生、个人卫生等作出全面详细的规定，有效防止了疾病的传播。晋察冀边区行政委员会还根据乡村具体情况，制定了《乡村夏秋卫生办法》《关于开展民众卫生医疗工作的指示》等文件，为边区卫生防疫工作的顺利开展打下了坚实的基础。

1940年，中共中央北方局发布《晋察冀边区目前施政纲领》，对卫生防疫提出了明确要求："提倡清洁运动，改良公共卫生，预防疾病灾害。"从全民族抗战初期开始，晋察冀边区各级政府和部队领导广大卫生工作人员，就以"一切为了伤病员""一切为了战争胜利"为根本出发点和落脚点，积极开展各种卫生防疫工作。各级卫生部门同广大人民群众并肩战斗，采取多种办法，有效阻止了疾疫的传染与蔓延。由于部队作战的需要，后方医院的医护人员陆续被派往前线。为了满足边区卫生防疫工作的需要，边区建立了一些新式的医疗机构。1944年，晋察冀边区卫生部在阜平、灵寿、易县建立民众诊疗所三处，定名为新华诊疗所。这些新式医疗机构为边区的卫生防疫工作作出了重要贡献。晋察冀边区还创办了自己的药厂，生产各种防疫药品和药材。1945年，晋察冀边区曲阳县麻疹流行，军区卫生部组织曲阳中医救国会及医药合作社派人进行诊治，不但解决了地方医药困难的问题，同时也使中医向着科学化的方向前进了一步。

发动群众，人民战争

赵超构在《延安一月》中这样描写"共产党怎样做群众工作"：

> 陕甘宁边区的人口大约有一百五十万，活跃在这块舞台上的共产党员，据说只有四万人。
>
> 四万名党员统治着一百五十万的人民，也就是说，在每一个共产党员的后面，几乎有四十个老百姓跟着他走。他们有什么方法带着大批的民众走上共产党的道路呢，他们凭着什么本领，把自己的表情教给老百姓傚效的呢？
>
> ……
>
> 整个共产党的活动，可以分作两部分来说明，其一是政策，其二是作风。
>
> 执行这样战略的人，把"群众"分为三部分人，其一是"积极分子"，其二是"中间游移分子"，其三是"落后分子"，假如把抽象的群众描成具体的形象，那就是鸡蛋形的，两头小，中间大。换句话说，中间分子最多，积极的和落后的都占少数。成功的群

众工作，"必须团结少数积极分子作为领导的骨干，并凭借着这批骨干去提高中间分子，争取落后分子"，这是共产党对于群众的认识论。

根据这个认识，共产党先是在群众中配备干部成为"领导核心"，以这个核心为枢轴，转移四周的群众。

……

核心的任务，不仅在团结积极分子和争取其他分子，他必须通过骨干，将群众中分散零乱的意见、愿望集中起来，加以研究整理综合，化为有系统的方针与意见，而后又向群众宣传解释，使这种方针化为群众的意见，"并使群众坚持下去，见之于行动，同时在群众中考验这种方针是否正确"。再集中，再整理，再向群众推行，循环地转进，一次比一次增加经验，一次比一次适合群众，这就是"从群众中来，到群众中去"。

以上是他们的"战略部署"，至于"战术"呢，可以说明的有三点。

其一，可以称为"攻取据点"。就是推行某项工作时，负责人除了一般号召之外，必须选择若干机关学校、部队，亲自指导，个别的具体的视察情形，取得经验。

其二，可以称为"集结兵力"，"在一个一定的时间，一定的地方，只能有一个中心的工作"。动员全部的人力来突破这个中心工作。

其三，工作可以称为"上下呼应"，他们推动一事，尽可能地避免强迫命令，普遍的方式总是这样的，"攻取据点"，"集结兵力"之后，在上者一声高呼，在群众中的积极分子和骨干，便在各"据点"向外进行宣传、说服、讨论、批评的工作，鼓励群众响应上面的号召。

有道是旁观者清，赵超构当年以一个局外人的身份，观察总结得倒也基本不差，甚至还有几分新颖。真正总结到位的是毛泽东，他指出，"人民群众有无限的创造力"，"群众是真正的英雄，而我们自己则往往是幼稚可笑的，不了解这一点，就不能得到起码的知识"，"我们共产党人区别于其他任何政党的又一个显著的标志，就是和最广大的人民群众取得最密切的联系"。防疫工作是群众工作，必须发动群众、动员群众、组织群众、依靠群众、相信群众。

坚持走群众路线是共产党在陕甘宁边区开展防疫工作的基本策略。陕甘宁边区始终以人民群众的健康为中心，把广大人民群众的生命健康摆在首要的位置，在密切关心人民群众的同时，广泛发动群众。1937年年初，毛泽东在参加"延安卫生运动周"时曾表示："卫生运动不是一个人的事，要大家都来做。"1943年，傅连暲在中央总卫生处工作总结中指出："卫生工作也要有群众观念及群众路线，卫生工作如果脱离了群众，一定是做不好的。卫生人员要善于做卫生调查，又善于把卫生调查所得集中起来，再去教育群众，组织群众，才能发挥力量。"陕甘宁边区政府在开展防疫工作中，十分重视群众工作，充分发动群众。防疫总委员会号召各级医疗、行政部门要充分调动群众的积极性，鼓励群众参与防疫运动。1942年11月，朱德在延安军事学院第一期学员毕业典礼上讲话，强调实事求是的作风，指出"一切最好的战略战术，都是实事求是，合乎辩证法的"，并指出："革命是群众干的，没有群众什么也干不成。只有和群众一道，深入到群众中间，才能团结领导群众。"边区的疫病防治工作正是由于坚持群众路线，以人民群众的利益为出发点，才得到了群众的支持和拥护，获得了显著的成绩。

陕甘宁边区在对敌作战和防疫过程中，一切资源都很匮乏，而人民群众则是最丰富、用之不竭的资源宝库。群众路线一直是共产党的法宝，发动群众是共产党取得胜利的不二法门。在边区防疫工作中，边区政府采取了一系列措施制度，号召人民群众参与防疫，共克时艰。1939年11月，边区第二次党代会通过了《关于开展卫生保健工作的决议》，指出应该在抗击疫情的过程中就养成良好的医疗卫生习惯，要把医疗卫生常识宣讲到位，让人民自己在生活中养成良好的生活习惯。在党和政府的不断努力下，边区广大群众努力做好个人卫生，积极开展群众防疫运动，直接有力地推动了边区卫生水平的提高。边区政府尊重人民群众的主体地位，注重发挥群众的首创精神，重视以模范的力量带动集体参与卫生防疫。通过树立卫生个人模范和模范村，带动整个边区群众都参与到卫生清洁运动中。陕甘宁边区劳动英雄、华池县的张振财创造了"卫生互助合作金"的新办法，受到了边区政府的肯定。此外，边区政府还通过反面典型进行教育，让巫神上台演讲，结合自身骗人的事例，让广大群众认清迷信的真面目。与此同时，各级干部以身作则，用带头示范作用影响群众。首届边区防疫总委员会委员李富春在家积极打扫卫生，在外积极倡导环境卫生，以率先垂范来带动大家。

　　能否做好宣传群众、教育群众、引导群众和服务群众的工作，成为决定卫生防疫工作成败的关键所在。边区政府在防疫工作中，十分注意防止使用简单粗暴、强迫命令的工作方法。医疗队下乡给群众治疗疾病时，多采用通俗的、群众可接受的宣传方式进行宣传。医疗队员们走村串户，不仅积极救治病患，还与群众同吃、同住、同劳动，不怕脏、不怕累，很快与群众打成一片，既了解了造成疫病流行的各种原因，也赢得了群众的信任。延安一年四季都有胃肠道传染病流行，医疗队员们调查发现，发病原因主要有两点：一是饮水不洁，水源周围多污秽不堪，且民众有直接饮用生水的习惯；二是厨房不卫生，做饭时也有不良的卫生习惯。找到病源之后，防疫工作者制定措施时便没有简单地发号施令，而是循序渐进，通过教育帮助群众来解决饮水和厨房卫生问题。中西医药研究会医疗队在调查治疗时，用显微镜给群众看生水和开水的区别，用事实证明生水里有细菌，群众看了后，都说以后不敢喝生水了。在正确的宣传教育下，防疫政策获得了群众的支持和理解。在卫生运动中，许多地方的群众不分男女老幼几乎全部出动，而且还出现了单位与单位、乡与乡、村与村以及个人之间互相观摩、参观、学习、评比竞赛的可喜局面。

回响：世纪流芳

1949年10月26日，开国大典后26天，毛泽东给延安和陕甘宁边区人民发去贺函：

> 延安和陕甘宁边区，从1936年到1948年，曾经是中共中央的所在地，曾经是中国人民解放斗争的总后方。延安和陕甘宁边区的人民对于全国人民是有伟大贡献的。我祝延安和陕甘宁边区的人民继续团结一致，迅速恢复战争的创伤，发展经济建设和文化建设。我并且希望，全国一切革命工作人员永远保持过去十余年间在延安和陕甘宁边区的工作人员中所具有的艰苦奋斗的作风。

尽管黯淡了刀光剑影，远去了鼓角争鸣，但是岁月将永远记得那一个个熟悉的姓名。随着解放战争的节节胜利，各党政机关陆续撤离延安，他们在延安秣马厉兵的13年，成为一段难忘的历史。它们从历史深处伸出无数个触角，与现在和未来建立起千丝万缕的联系，在以后的日子里发出世纪回响，余音不绝。

1945 年 11 月，中国医科大学奉中央军委命令，从延安出发，赴东北办学，1946 年 7 月到达兴山（今黑龙江鹤岗）。1948 年 11 月，东北全境解放，不久，中国医科大学迁至沈阳，办学至今。

延安中央医院在抗日战争和解放战争中随军转战，从西北到华北，经历多次分合。先是改编为陕甘宁边区国际和平医院第一部，又称国际和平医院总院。1947 年 4 月，改称第一后方医院，归陕甘宁晋绥联防军卫生部领导。1949 年 2 月归西北野战军卫生部领导，名称改为西北军区第一后方医院。留在陕北的儿科和妇产科，组成了今天的西安儿童医院。跟随党中央进入北京的，组建了中国人民解放军传染病专科医院，即中国人民解放军 302 医院。2018 年 11 月，302 医院和原第 307 医院合并组建为中国人民解放军总医院第五医学中心。

陕甘宁边区医院，1949 年 8 月改编为第一野战军第一后方医院，参加了解放大西北的陕中战役、兰州战役。1951 年改称东北军区后勤部第 25 陆军医院。1953 年 2 月入朝参战，11 月回国，被命名为华北军区后勤部呼和浩特陆军医院。1954 年 9 月，改编为中国人民解放军第 253 医院。

参考文献

［1］《毛泽东选集》，人民出版社 2006 年版。

［2］中共中央文献研究室编：《毛泽东文集》，人民出版社 1993 年版。

［3］中共中央文献研究室编：《毛泽东年谱》，中央文献出版社 2013 年版。

［4］中共中央文献研究室编：《周恩来传》，中央文献出版社 1998 年版。

［5］中共中央文献研究室编：《周恩来年谱》，中央文献出版社 1998 年版。

［6］［英］迪克·威尔逊著，《周恩来传》，封长虹译，国际文化出版公司 2011 年版。

［7］中共中央文献研究室编：《陈云传》，中央文献出版社 2005 年版。

［8］中共中央文献研究室编：《陈云年谱》，中央文献出版社

2000 年版。

［9］张闻天选集传记组编：《张闻天晋陕调查文集》，中共党史出版社 1994 年版。

［10］聂荣臻：《聂荣臻回忆录》，解放军出版社 1984 年版。

［11］洪学智：《洪学智回忆录》，解放军出版社 2007 年版。

［12］陈锡联：《陈锡联回忆录》，解放军出版社 2007 年版。

［13］耿飚：《耿飚回忆录》，中华书局 2009 年版。

［14］高存信主编：《冀中平原抗日烽火》，河北人民出版社 1987 年版。

［15］郭成周，廖应昌：《侵华日军细菌战纪实——历史上被隐瞒的篇章》，燕山出版社 1997 年版。

［16］金星：《亲历延安岁月：延安中央医院的往事》，中国人民大学出版社 2014 年版。

［17］江永红：《中国疫苗百年纪实》，人民出版社 2019 年版。

［18］李维汉：《回忆与研究》，中共党史资料出版社 1986 年版。

［19］李新总编：《中华民国史·大事记》，中华书局 2011 年版。

［20］全国政协文化文史和学习委员会编：《侵华日军细菌战文史资料选编》，中国文史出版社 2020 年版。

［21］陕西省档案馆，陕西省社会科学院合编：《陕甘宁边区政府文件选编》，档案出版社 1988 年版。

［22］西北五省区党史部门，中央档案馆合编：《陕甘宁边区抗日民主根据地》，中共党史资料出版社 1990 年版。

［23］谢春涛主编：《中国共产党为什么能？》，新世界出版社 2020 年版。

［24］中共中央党校科研办公室编：《陕甘宁边区参议会资料选辑》，人民出版社 1991 年版。

［25］［美］埃德加·斯诺：《红星照耀中国》，王涛译，长江文艺出版社 2020 年版。

［26］［美］贾雷德·戴蒙德：《枪炮、病菌与钢铁》，王道还、廖月娟译，中信出版社 2022 年版。

［27］林伯渠：《边区民主政治的新阶段》（陕甘宁边区二届二次参议会的工作报告），新华书店，1944 年 12 月。

［28］刘璞：《防疫工作》，《卫生建设》第 3 卷第 2 期，1944 年 4 月。

［29］蔡公琪：《开展地方居民卫生工作》，《卫生建设》第 3 卷第 2 期，1944 年 4 月。

［30］白冰秋：《曲阳游击区麻疹调查》，晋察冀日报。

后 记

2022年，闲中在网上检索20世纪40年代延安的《解放日报》，本意是查找工运史料，无意中却发现80年前抗日根据地也在做防疫卫生工作，而且是在医疗手段落后的条件下，在面对日本帝国主义入侵、国民党顽固派封锁的环境中，抗击各种传染病疫情——鼠疫、伤寒、天花、疟疾……许多措施有章有法、有板有眼，而且很有特色。这真是无心插柳。由是兴趣一发而不可收，反正闲着也是闲着，遂遍查当年有关防疫卫生的相关报道，上班后又多方收集陕甘宁、晋察冀、晋绥边区的防疫卫生资料，最终完成草稿。现在想起，那段时间真是充实得很，一天也没有浪费。

承蒙中国工人出版社不弃，辛苦编校将其付梓。本书能为当年存证一段史料，也算是辛苦没有白费。透过历史长河，回想当年边区能在内忧外患的环境中战胜各种疫情，可以真切体会中国共产党以人民为中心的初心，可以坚信今天我们任何困难都能克服！

由于本人学识及资料、时间所限，书中错漏之处定然不少，恳请读者方家不吝指正。

作者

2024 年 4 月